Date: 11/5/18

SP 641.875 LOU
Louet, Mireille,
Zumos verdes /

Zumos verdes

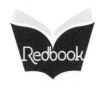

Zumos verdes

Mireille Louet

© 2015, Mireille Louet

© 2015, Redbook Ediciones, s. l., Barcelona

Diseño de cubierta e interior: Regina Richling
ISBN: 978-84-9917-378-8

Depósito legal: B-26.890-2015

Impreso por Sagrafic, Plaza Urquinaona 14, 7º-3ª 08010 Barcelona

Impreso en España - *Printed in Spain*

Índice

Introducción

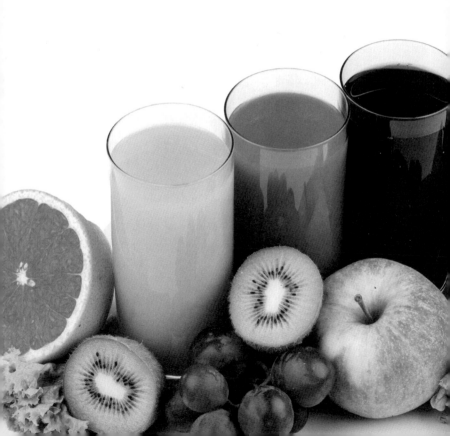

¿Quién no ha oído hablar de los zumos verdes y de cómo ayudan a mejorar y conservar la salud? Quien más quien menos ha leído un artículo de un periódico, ha escuchado una entrevista en la radio o ha visto una publicación en las redes sociales alabando los beneficios de estas bebidas repletas de nutrientes.

En este libro planteamos una propuesta sencilla para tomar un primer contacto con los zumos y los batidos verdes. Por eso hemos seleccionado ingredientes fáciles de encontrar y los hemos combinado en zumos y batidos "fáciles" para quienes no están acostumbrados al sabor más intenso y a veces desconcertante de algunas posibilidades, y en otras recetas para los más curiosos y atrevidos.

Nos gustaría acompañarte sin atosigarte en el camino del descubrimiento de los zumos verdes. Por eso empezamos por explicarte en el primer capítulo cuáles son las razones que pueden convencerte para dar el paso de probarlos.

A continuación nos fijamos en los ingredientes con los que vamos a preparar algunos zumos. Es una lista bastante extensa, pero no excluyente ni exhaustiva. Te contamos lo más destacado de cada fruta y de cada verdura en cuanto a su aportación de vitaminas y minerales, su contenido calórico y sus beneficios para tu organismo. A continuación, una carta de presentación de las principales vitaminas y minerales te servirán para ampliar la información.

Llegados a este punto, nos queda elegir la manera de prepararlos. Te presentamos una pequeña panorámica de los distintos medios que puedes utilizar, desde la exprimidora hasta la batidora de vaso, pasando por la licuadora o el extractor de zumos.

Y por fin llega el momento de pasar a la acción. Hemos seleccionado casi cien opciones de zumos y te los presentamos organizados en varios apartados: zumos equilibrantes, zumos energizantes, zumos embellecedores, zumos medicinales y zumos afrodisíacos. Elige el que más te apetezca, el que creas que te va a sentar mejor… y empieza a probar. Pronto no te harán falta argumentos para seguir tomándolos y animarte a probar nuevas combinaciones.

¡A tu salud!

¿Qué son los zumos verdes?

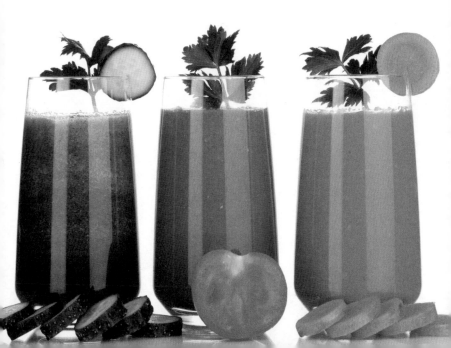

Hace unos años que los zumos verdes empezaron a aparecer en los medios de comunicación. En parte, gracias a la predilección que algunas *celebrities* mostraban por este tipo de batidos y licuados. Al mismo tiempo, se han ido publicando también libros y artículos en la prensa sobre el tema, han surgido propuestas en la red en forma de blogs, se han abierto tiendas dedicadas a elaborarlos y venderlos…

Quizá serán una moda más o menos pasajera o quizá han llegado para quedarse. Anímate a poner a prueba sus efectos sobre tu salud y tu bienestar y podrás ser tú quien decida qué papel van a tener en tu alimentación. No tienes nada que perder y mucho que ganar.

Un zumo verde no es más ni menos que una combinación de vegetales y fruta. A menudo se añade algún toque final en forma de semillas, algas, bayas… El resultado es un cóctel de vitaminas, minerales y ácidos grasos esenciales, sin olvidar su aportación de proteínas, carbohidratos y, sobre todo, agua.

Con tantos elementos para combinar, la cantidad de resultados que se puede obtener es enorme. Además, el número de ingredientes también puede variar, del mismo modo que la proporción en que se utilizan.

¿Por qué tomar zumos verdes?

Seguro que conoces las recomendaciones de la Organización Mundial de la Salud sobre la presencia de frutas y verduras frescas en la alimentación diaria. Se aconseja tomar cinco raciones diarias de fruta y verdura. Si tomas una ensalada abundante preparada con lechuga, tomate y zanahoria, estarás sumando ya tres de las raciones diarias. Una fruta de postre al mediodía y otra a media mañana o a media tarde te bastarán para alcanzar la cifra recomendada. También contará un plato de judías verdes, una sopa de verduras o una compota natural de manzana, aunque al cocerse estos alimentos pierdan parte de sus propiedades.

Además, hay que tener presente que cada vegetal y cada fruta aportan nutrientes distintos, y que es su conjunto lo que repercutirá beneficiosamente en tu salud. La variedad es indispensable. No se trata de tomar solamente zanahorias, limitarse a beber zumo de pepino o cenar cada noche sopa de calabaza. Incluso hay algunas frutas y verduras que pueden perjudicar a tu organismo si las consumes en una cantidad excesiva.

De entrada no parece muy complicado alcanzar esta cantidad de fruta y verdura en nuestra alimentación de cada día (o incluso superarla). Pero si la mayoría de personas repasan su dieta a lo largo de una semana y contabilizan las raciones de frutas y verduras verán que no siempre llegan a las cinco recomendadas por la OMS.

Si eres una de las personas que toma cada día estas cinco raciones o más, felicítate por ello y sigue así. Estás contribuyendo con tu alimentación a tu salud en el presente y también en el futuro. Si tu consumo de frutas y verduras se quedas a medias, hazte el propósito de tomar más fruta y verdura, quizá tomando la costumbre de añadir una pieza de fruta al desayuno, adquiriendo el hábito de cenar una ensalada o una crema de verduras... Elige la opción que se ajuste más a tus horarios, a tus gustos para que así te resulte fácil ir consolidando esta forma de alimentarte.

Ten en cuenta también tu salud. Si tienes que controlar el consumo de azúcar, por ejemplo, inclínate por los zumos con menos fruta y con menos contenido de azúcares. Si tienes problemillas intestinales, consulta con tu médico hasta qué punto te conviene aumentar la dosis de fibra.

Los zumos verdes son una buena manera de aumentar el consumo de frutas y verduras. Además, como las tomas en crudo estarás aprovechando al máximo sus nutrientes. Y si te decantas por los batidos, consumirás también la fibra que contienen, y multiplicarás sus beneficios.

¿Cuándo conviene tomar zumos verdes?

¿Has decidido dar una oportunidad a los zumos verdes? Sin duda, un momento ideal para tomarlos es a primera hora, en ayunas. Tu organismo absorberá fácilmente todos sus nutrientes y tendrás energía verde para todo el día.

Si tu organización diaria no te lo permite, no renuncies a buscar otros momentos del día para tomarlos. Por ejemplo, pueden ser un entrante ideal para tus comidas o tus cenas y un buen sustituto de tus meriendas. Si practicas deporte, toma un zumo verde una hora antes o cuando regreses a casa para ayudar a tu cuerpo a recuperarse.

Si lo que deseas es hacer una cura intensiva para eliminar las toxinas que tu cuerpo acumula por culpa del estrés y la mala alimentación, puedes proponerte una dieta depurativa de uno o varios días. Asegúrate de que tu estado de salud general no pone inconvenientes a este tipo de dietas desintoxicantes y guíate por los consejos de algún experto en el tema. En el apartado de bibliografía y recomendaciones de páginas web encontrarás algunas sugerencias que te pueden ser útiles.

¿Zumos verdes para todos?

Los zumos verdes son beneficiosos para todas las personas y a todas las edades. Se puede empezar a tomarlos ya en la infancia. El organismo de los niños tiene una gran necesidad de vitaminas y minerales, ya que se encuentra en un proceso de crecimiento intenso. Empieza ofreciéndoles una combinación de sabor suave y ve añadiendo ingredientes o variándolos. Le darás energía y le ayudarás a crecer con salud.

Tampoco hay un límite de edad para tomar zumos. Es una forma ideal para que las personas más mayores sigan aportando a su dieta una buena dosis de vitaminas y minerales. Cuando no se tiene mucho apetito, un vaso de zumo o batido verde se toma fácilmente. Además, son fáciles de digerir.

Incluso hay quien se anima a preparar zumos verdes para sus mascotas. ¿Por qué no compartir con ellas todos los beneficios de estos zumos?

¿Zumos o batidos?

Merece la pena detenerse unos instantes a aclarar la respuesta a algunas preguntas. ¿Es lo mismo un zumo que un batido? ¿Es más sano un zumo o un batido? ¿Por qué deberíamos escoger un zumo o un batido?

Un zumo es un jugo que se obtiene al exprimir o licuar una fruta o un vegetal. En el proceso, se extrae el líquido que contiene la fruta o el vegetal y con él se aprovechan sus nutrientes. La parte que se desecha, la pulpa, contiene fibra y también nutrientes, que en este caso no se incorporan a la bebida que se va a tomar.

El batido se prepara triturando la fruta o el vegetal, con lo que se aprovecha íntegramente. Solamente se quita la piel de algunas frutas o vegetales, y las semillas o las pepitas. Así se aprovechan todos sus nutrientes, también los que incorpora la pulpa.

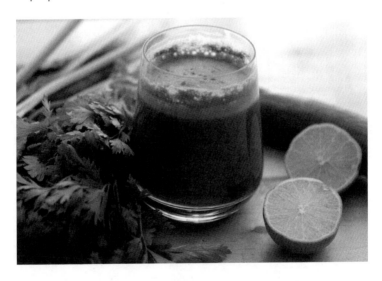

Algunas personas encontrarán la textura líquida del zumo mucho más agradable, a otras les gustará más sentir en el paladar la textura más espesa y grumosa de los batidos. Las más perezosas quizá se desanimen pensando en lo laborioso que es limpiar la licuadora o el extractor de zumos, mientras que la batidora se lava en un santiamén. ¿Y por qué no ir variando entre zumos y batidos, según los ingredientes que tienes a mano, el momento del día en el que lo vas a preparar o lo que te más apetezca tomar?

Las recetas de este libro están planteadas en su mayoría para prepararlas como zumo. Sin embargo, en los comentarios que acompañan a las instrucciones se ofrece a veces alguna indicación para prepararlos en forma de batido. En general, hay que tener en cuenta que en el caso del batido será preciso añadir cierta cantidad de líquido: agua, agua de coco, té, leche, bebida vegetal…

Así que elige la forma de preparación que más te convenza, que te resulte más cómoda o más apetecible. Batido o zumo… ¡pero siempre verde y mejor si lo tomas todos los días!

Ingredientes de los zumos verdes

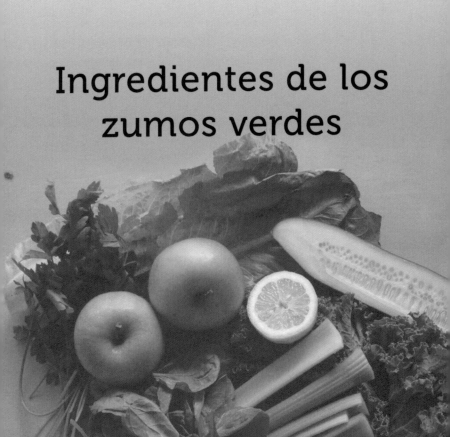

Te has fijado en la variedad de frutas y verduras que tienes a tu alcance? Aunque te limitaras a consumir solamente frutas y verduras de temporada, podrías elegir entre una larga lista de opciones de distintos sabores, texturas, propiedades...

En la variedad está el gusto... y el beneficio

Lo ideal es que intentes no restringir tu lista de ingredientes, aunque todo el mundo tiene sus favoritos. Y a veces la inercia de la costumbre puede llevarte a no tener en cuenta ese o aquel ingrediente que tan bien encajaría con tu receta de zumo preferida, aquella que no te cansas de repetir.

Merece la pena que abras bien los ojos cuando vas a comprar y que te dejes aconsejar por el vendedor de la frutería y la verdulería.

Mejor recién exprimido

Es cierto que al preparar zumos verdes se consume una gran cantidad de fruta. Para llenar un vaso de zumo de naranja

Mireille Louet

o de manzana necesitas dos piezas de fruta. Con dos tallos de apio, dos zanahorias y medio pepino preparas un plato de ensalada, pero su zumo cabe en un solo vaso. Por eso es importante combinar bien las frutas teniendo en cuenta la cantidad de líquido que aportan.

Incluso un buen zumo de naranja exprimida en casa sale más caro que comprar un zumo envasado. Y la variedad de zumos de fruta en las estanterías de los supermercados es cada vez mayor. De todos modos, aunque compres el producto preparado y envasado de la mejor calidad nunca estará a la altura nutritiva de un zumo recién exprimido.

La calidad como requisito

Estamos de acuerdo, entonces, en que lo mejor es comprar verduras y frutas frescas y variadas. Y vamos a añadir otra condición: mejor si son de calidad. Aquí tienes de nuevo distintas opciones. En un extremo se situaría la posibilidad de comprar los ingredientes de tu zumo en un hipermercado, en el otro podrías cultivar tú mismo algunos de ellos. Entre los dos extremos, hay un abanico de opciones a las que puedes ir recurriendo según lo que más te convenga en cada caso.

Los mejores ingredientes para un zumo verde son las frutas y los vegetales cultivados sin pesticidas, fertilizantes ni otros productos químicos que interfieran en las propiedades naturales de los alimentos, que pretendan intensificar la fertilidad del suelo o que tengan efectos perjudiciales sobre el medio ambiente. Si quieres comprar productos que se ajusten a estos requisitos, elige siempre que puedas los de agricultura ecológica o biológica.

Un proveedor de fiar

Busca una frutería y verdulería de confianza. Para preparar un zumo no te importará si una manzana es más pequeña que el calibre que se supone que debe tener para venderla a un precio más alto, o si un melocotón tiene una manchita en la piel. Comparte con tu proveedor de confianza tu interés por los zumos y es posible que pueda reservarte alguna fruta a mejor precio pero de igual calidad.

Pregunta a tu proveedor por el origen de las frutas y las verduras que compras. Si acudes a un mercado es más probable que encuentres productos de proximidad, incluso puestos de venta de agricultores que ofrecen lo que dan sus propios cultivos.

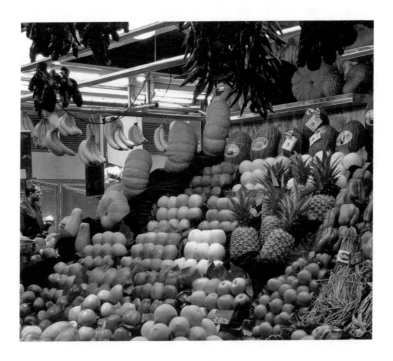

Da un paso más: cultiva tus ingredientes

Quizá al pensar en cultivar tus ingredientes ya te veas trabajando de sol a sol para sacar adelante tu huerto repleto de apetitosas frutas y verduras. Pero esta imagen no se acaba de ajustar a la realidad. Vamos por pasos.

¿Quieres empezar a cultivar alguno de tus ingredientes? Empieza por lo más sencillo y lo que tienes más a mano. Si dispones de un pequeño balcón, puedes plantar algunas lechugas en macetas, cultivar tus hierbas aromáticas o incluso alguna tomatera.

¿Tienes la suerte de disponerde una gran terraza o un jardín? Dedica un espacio para tu huerto. Actualmente existe una gran variedad de soluciones para cultivar en casa: mesas de cultivo que te ahorrarán tener que agacharte, sistemas de riego automático sencillos que te permitirán no estar pendiente constantemente del agua que necesitan tus pequeños cultivos… En este caso puedes animarte y ampliar la lista de cultivos: espinacas, pimientos, coles, apio y también alguna zanahoria. Busca asesoramiento en la red o en alguna tienda especializada. Te sorprenderán.

Quizá cuentas con la oportunidad de tener un pequeño huerto, alquilando un trozo de tierra o en tu propio terreno. Con mayor extensión disponible y mayor cantidad de tierra, tus plantas crecerán más y darán más frutos. Eso sí, también requerirá que inviertas más tiempo en cuidarlas.

Si vas a cultivar tus propias hortalizas y te parece que el proceso de plantar las semillas y esperar que crezcan se te hace demasiado largo o te resulta complejo, puedes optar por comprar plantel. Así empezarás un paso más adelante con una pequeña planta de la variedad que hayas elegido y te ahorrarás algunos fracasos.

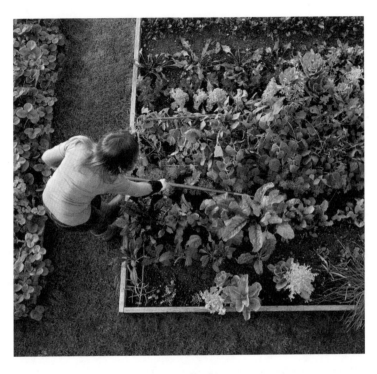

Un catálogo de beneficios

La lista de los ingredientes que se utilizan para preparar la selección de zumos que presenta este libro es amplia. Algunos de ellos aparecen en un buen número de zumos, mientras que otros están presentes en una cantidad menor de combinaciones e incluso hay otros que simplemente dan un toque extra.

Se pueden preparar otros zumos verdes añadiendo otros ingredientes o con distintas combinaciones. Se trata nada más y nada menos que de una propuesta que, por supuesto, permite modificaciones, variaciones y ampliaciones.

Frutas			
aguacate	arándanos	ciruela	frambuesas
fresones	kiwi	lima	limón
mandarina	mango	manzana	melón
naranja	papaya	pera	piña
plátano	pomelo	sandía	uva
Vegetales			
ajo	apio	berros	brócoli
chirivía	col	kale	coles de Bruselas
coliflor	diente de león	espinacas	hinojo
lechuga	pepino	perejil	pimiento verde/rojo
remolacha	tomate	zanahoria	
Otros ingredientes			
algas	aloe	bayas de goji	brotes y germinados
especias	jengibre	linaza	miel
plantas aromáticas	semillas de chía		

Bajo lupa

En las páginas siguientes puedes leer con más detalle que características y propiedades tienen los ingredientes de estos zumos, en orden alfabético para facilitarte la consulta. Una auténtica despensa de nutrientes y un repertorio de colores, texturas y sabores. ¡Disfrútalos!

Frutas

El aguacate

La fruta del aguacatero es originaria de la zona de México, Colombia y Venezuela. Por su parecido con la pera le dieron el nombre de pera de las Indias. Tiene la piel rugosa de color verde (más o menos oscuro según la variedad), pulpa de color verde amarillento y un gran hueso en el centro.

Una vez abierto se oxida con facilidad, por lo que lo ideal es consumirlo cuanto antes. Si tienes que conservar una parte, déjala en contacto con el hueso, rocíala con unas gotas de limón y cúbrela con papel film o guárdala en un recipiente hermético, siempre en el frigorífico.

Aunque se suele tomar en crudo, en ensaladas o salsas (como el popular guacamole), también puedes incluirlo en tus batidos. Se digiere con mucha facilidad.

Contiene vitamina C y E y también del grupo B, calcio, magnesio, fósforo, potasio y hierro, además de grasas monoinsaturadas. Por todo ello resulta muy saludable para todas las edades. Contiene 134 calorías aproximadamente por 100 gramos.

Los arándanos

Son las bayas de color azulado de un pequeño arbusto que crece en estado silvestre en zonas de Asia y de Europa y que actualmente también se cultiva para comercializarlo. Al comprarlos hay que fijarse en que tengan color intenso y una textura firme y seca.

Los arándanos pueden tomarse crudos o en mermeladas, y también como ingredientes de platos guisados.

Contiene vitaminas A, C y E, además de potasio y magnesio. Es un fruto poco calórico (30 calorías por 100 gramos).

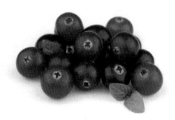

La ciruela

Es el fruto del ciruelo, un árbol del cual se encuentra una gran cantidad de variedades a lo largo y ancho del mundo que dan ciruelas de amarillas a moradas pasando por verdes y rojizas.

La ciruela contiene vitaminas A, B, C y E, potasio, magnesio, calcio, hierro y fósforo. Todas las variedades tienen una proporción muy alta de agua y una cantidad destacada de fibra. Las de color morado son ricas en antioxidantes. Su contenido calórico es de 45 calorías por 100 gramos.

Además de las propiedades antioxidantes y antisépticas, diuréticas y energéticas, las ciruelas tienen un efecto laxante por la presencia de fibra y de sustancias que estimulan los movimientos del intestino.

Es una fruta muy refrescante de los meses de verano, con la que tradicionalmente se elaboran mermeladas. Las ciruelas secadas se utilizan en guisos.

Ingredientes de los zumos verdes

Las frambuesas

La frambuesa es el fruto de una planta silvestre que crece en las zonas de clima templado, aunque también se cultiva. La pulpa es jugosa y aromática.

Una vez recogidas, las frambuesas se conservan en buen estado durante pocos días. Actualmente pueden encontrarse también congeladas.

Contienen vitaminas A, B y C, potasio, magnesio, calcio, hierro y fósforo. Aportan unas 39 calorías por 100 gramos. Su contenido de grasas es muy reducido y el de azúcar es limitado, por lo que pueden tomarla las personas diabéticas.

Es una fruta estimulante del apetito.

Las fresas y fresones

Es el fruto de color rojo intenso de la planta del mismo nombre, conocida ya desde la prehistoria. Aunque actualmente se produce en invernaderos durante casi todo el año, la fresa es una fruta de primavera y verano.

Son frutas delicadas que se estropean fácilmente. Lo mejor es conservarlas en el frigorífico, evitando al máximo el contacto entre unas y otras, y consumirlas poco después de comprarlas.

Ricas en vitamina C y en ácido fólico y potasio, contienen también hierro, fósforo y yodo. Son astringentes y diuréticas, estimulan el metabolismo y fortalecen las defensas. Aportan unas 34 calorías por 100 gramos.

El kiwi

El kiwi crece formando racimos en un arbusto trepador llamado actinidia. De forma parecida a un huevo, la piel del fruto es de color marrón y está cubierta de una pelusa fina. La pulpa es verde intenso, con unas semillas pequeñas de color negro.

Esta fruta exótica es originaria de Asia y se empezó a cultivar en Nueva Zelanda. Actualmente se cultiva en distintas zonas del mundo, por lo que se encuentra en el mercado todo el año. Cuando no está muy maduro tiene un sabor más ácido. Se conserva bien a temperatura ambiente y aún mejor refrigerado.

Destaca especialmente su contenido en vitamina C, que supera el de los cítricos. También es rico en vitamina A, E, calcio, magnesio, fósforo, potasio y sodio. Aporta unas 54 calorías por 100 gramos.

La lima

Es el fruto del limero, un arbusto que crece en zonas tropicales y subtropicales. Es muy parecida al limón, aunque más pequeña. Tiene la piel de un color verde intenso y una pulpa de sabor ácido.

La lima es más aromática que el limón y se estropea con más facilidad. Tiene muy pocas semillas y da mucho zumo.

Destaca su contenido de vitamina C, y también de ácido fólico, potasio y magnesio. Aporta tan solo 6 calorías por 100 gramos.

Es una fruta con propiedades diuréticas, desintoxicante, estimuladora del sistema inmunológico y reconstituyente. Sin embargo, por su acidez no es adecuada para personas con problemas de estómago.

El limón

El limonero es un árbol originario de China que se extendió especialmente por la zona mediterránea. Da frutos de forma ovalada, piel amarilla bastante gruesa y una pulpa jugosa dividida en gajos.

Si lo comparamos con otros componentes de la familia de los cítricos, el limón es más ácido y contiene menos azúcares que la naranja o la mandarina.

Además de vitamina C en una proporción elevada, contiene también vitamina A y B, potasio, magnesio, calcio, fósforo, cobre, zinc, hierro y manganeso. Aporta unas 40 calorías por 100 gramos.

Sus beneficios para la salud se conocen desde épocas muy lejanas. Es revitalizante, rejuvenecedor, depurador, refuerza las defensas y todo el sistema cardiovascular. Es recomendable para quienes sufren gases, diarrea o gota.

La mandarina

De la familia de los cítricos, es el fruto del mandarino, un árbol más pequeño y delicado que el naranjo. Procede de Asia y se introdujo en Europa en el siglo XIX. La forma de la mandarina también es parecida a la de la naranja, aunque más pequeña y achatada.

En el mercado se encuentran distintas variedades (clementinas, clemenvillas, satsuma) en distintos momentos del año, desde octubre hasta marzo o abril. Algunas son de color naranja intenso y otras amarillo o verdoso.

Es una fruta pequeña con buena conservación y que se pela con facilidad, por lo que resulta fácil consumirla en cualquier momento. Además, tiene un sabor dulce y poco ácido.

Además de vitamina C y A, contiene potasio, magnesio, calcio, ácido fólico y también fibra. Aporta unas 37 calorías por 100 gramos. Refuerza las defensas, ayuda a asimilar el hierro, es antiinflamatoria y ayuda a dilatar los bronquios.

Mireille Louet

El mango

Este fruto tropical del árbol del mismo nombre tiene origen asiático, aunque se cultiva hoy en numerosos lugares y se encuentra fácilmente en las fruterías. Según la época del año, procederá de un lugar de cultivo u otro.

La piel es de color entre amarillo y rojo, mientras que la pulpa es anaranjada. Al comprarlo, conviene fijarse en su aroma y en la flexibilidad de la piel, que no debe hundirse al presionar suavemente sobre ella.

Contiene vitaminas A, B, C y E calcio, magnesio, potasio, fósforo, hierro y cobre. Aporta unas 63 calorías por 100 gramos. Tiene bastantes azúcares.

Es más suave que los cítricos por lo que es una buena manera de tomar vitamina C cuando no se tolera bien la acidez de las naranjas u otras frutas del mismo grupo.

La manzana

El fruto del manzano es uno de los más conocidos y consumidos, además de ser uno de los que se cultivan desde hace más años. Tiene fama de ser una fruta tonificante y muy beneficiosa para el sistema digestivo. La variedad de manzanas que se pueden encontrar en las fruterías es cada vez mayor, y varía según los países. Se toma tanto cruda como cocida.

Contiene vitaminas A, B y C, calcio, magnesio, fósforo y potasio. Tiene unas 60 calorías por 100 gramos.

La pectina presente en la manzana tiene grandes beneficios sobre el intestino, además de ayudar a equilibrar la glucosa y el colesterol en la sangre.

El melón

Es el fruto del melonero, una planta rastrera cuyo origen es impreciso todavía hoy. Se duda en si procede de África o en Asia, pero no hay duda de que se cultiva desde épocas muy antiguas.

Existen distintas variedades, de forma ovalada o más redondeada, de piel amarilla, verde o anaranjada, de pulpa blanquecina o naranja, de sabor más o menos dulce.

Contiene vitaminas A, C y B, potasio, calcio, cloro, magnesio, fósforo, sodio y azufre.

Tiene un porcentaje muy alto de agua, pocos azúcares y menos grasas. Es un buen diurético y depurativo, y también suavemente laxante. Aporta unas 52 calorías por 100 gramos.

La naranja

Es el fruto del naranjo, un árbol que produce unas flores intensamente aromáticas. En la familia de los cítricos, es el más cultivado.

Algunas de las múltiples variedades de naranja son más adecuadas para tomarlas exprimidas y otras para comerlas como naranja de mesa. Las del grupo de las sanguinas tienen un color rojizo, tanto en la piel como en la pulpa.

Tienen vitamina C, A y también del grupo B, calcio, magnesio, fósforo y potasio. Refuerzan las defensas, ejercen una acción sedante y son digestivas.

Apenas contienen grasas mientras que la presencia de agua es muy alta. Aporta unas 36 calorías por 100 gramos.

La papaya

El papayo es un árbol originario
de la América tropical. Da un
fruto en forma ovalada, de
color entre verde, amarillo y
naranja. La pulpa, de textura
mantecosa y jugosa, es de color
anaranjado y tiene muchas semillas.

Es una fruta delicada. Para saber
cuándo está madura, hay que fijarse en que
la piel tome un color amarillento y ceda ligeramente al presionarla con los dedos.

Es una fruta blanda, saciante y muy digestiva. Contiene
vitaminas C y A, E, potasio, magnesio, ácido fólico, calcio.
Aporta unas 30 calorías por 100 gramos. Es una buena fuente de fibra.

La pera

Es el fruto del peral, un árbol de origen muy antiguo y del que
existen una gran cantidad de variedades. La pera tiene una
piel fina y una pulpa muy jugosa. Se pueden encontrar peras
de distintos tamaños y con una piel que va desde el color
amarillo pálido hasta el ocre o el verde intenso.

Contiene vitaminas A, B, C calcio, hierro, magnesio, potasio, azufre, manganeso, yodo y fósforo. Aporta unas 46 calorías por 100 gramos.

El sabor y la textura de esta fruta son muy suaves. Es beneficiosa para el sistema nervioso y el digestivo, para la presión sanguínea y para el funcionamiento tanto del cerebro
como de los riñones.

La piña

Este fruto tropical procede de América del Sur y actualmente se cultivan distintas variedades. Tiene un sabor dulce con un toque ácido.

Posee un buen contenido de vitaminas (sobre todo C y B) y minerales (calcio, magnesio, fósforo, potasio y sodio). Tiene unas 50 calorías por 100 gramos.

Una de las responsables de los beneficios de la piña sobre el estómago es una enzima llamada bromelina, que estimula la digestión. Esta fruta también tiene ayuda a combatir el estreñimiento, la falta de apetito, la congestión y el dolor de garganta.

Al comprarlas, debemos fijarnos en que esté firme y con las hojas verdes para asegurarnos de que no está demasiado madura. Es mejor no conservarla en la nevera, excepto si ya se ha abierto.

El plátano

El platanero es una planta de origen asiático que se empezó a cultivar en las islas Canarias. Actualmente se produce en zonas tropicales de todo el mundo.

Los plátanos cambian de color verde a amarillo a medida que maduran. Se conservan bastante bien, aunque cuando maduran hay que comerlos cuanto antes. No conviene tomarlos verdes, porque resultan indigestos. Es mejor no guardarlos en el frigorífico, porque la piel se vuelve negra.

Aporta vitamina A, C, K, ácido fólico, magnesio y, sobre todo, potasio. Con unas 82 calorías por 100 gramos. Contiene bastante almidón y azúcares, algo que deben tener en cuenta las personas diabéticas o con problemas de obesidad.

Son una buena fuente de energía, muy adecuada para niños y también para ancianos.

El pomelo

Este miembro de la familia de los cítricos es el fruto del árbol del mismo nombre. No se conoce con certeza cuál es el origen del pomelo.

La fruta, de forma muy parecida a la naranja, es más grande y de color más claro. La pulpa contiene mucho zumo y apenas tiene semillas. Tiene un sabor ácido y amargo. Se suele tomar licuado o exprimido. Se cultivan distintas variedades, una de las cuales tiene la pulpa de color rosado.

Además de la capacidad para estimular las defensas del organismo, tiene propiedades diuréticas y depurativas sobre todo si se toma en ayunas. Al mismo tiempo es un alimento energético porque estabiliza la insulina y la glucosa en la sangre. Y un contenido calórico bajo (unas 35 calorías por 100 gramos) y aún menor de grasas.

El pomelo tiene un alto contenido de vitamina C y también aporta vitamina A, ácido fólico, potasio, magnesio, calcio, hierro, fósforo, zinc y otros minerales.

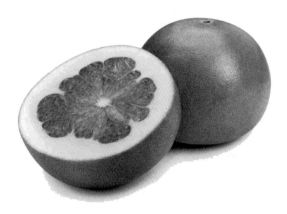

Ingredientes de los zumos verdes

La sandía

Es el fruto de la sandiera, una planta rastrera y trepadora. Parece que procede de África, desde donde se extendió por la zona mediterránea, el Próximo Oriente y la India.

De color verde oscuro por fuera, la pulpa es de color entre rojo y amarillento, más o menos intenso, y de sabor dulce. Es una fruta de verano muy refrescante e hidratante por el alto porcentaje de agua que contiene. Según la variedad, tiene o no pepitas.

Apenas tiene azúcares y muy pocas calorías (30 calorías por 100 gramos). Aporta vitamina A y C, ácido fólico y también calcio, magnesio, potasio, sodio y fósforo. Además, contiene licopeno (que da el característico color rojizo a la pulpa), un potente antioxidante.

Es muy adecuada para prevenir la deshidratación, sobre todo de niños y personas mayores, y aporta una gran cantidad de líquido a los zumos y licuados.

La uva

Es el fruto de la vid, un cultivo propio de zonas cálidas, y crece en forma de racimos. Esta fruta, conocida ya en la prehistoria, es originaria del Cáucaso. Se cultivan variedades para elaborar vino y otras para consumirlas como fruta.

Tiene un porcentaje alto de agua y un contenido calórico y de azúcares bastante alto (63-67 calorías por 100 gramos, según si es blanca o negra). En cuanto a las vitaminas y los minerales, destaca la presencia de vitamina A, B, C, E y K, así como de calcio, fósforo, magnesio y potasio.

Las uvas tonifican el sistema nervioso y aportan energía. Se aconseja tomarlas enteras para aprovechar su efecto sobre las funciones intestinales. La mejor época para tomarlas es en otoño.

Mireille Louet

Tabla de frutas de temporada

	ene	feb	mar	abr	may	jun	jul	ago	sep	oct	nov	dic
Aguacate					•		•	•	•	•	•	
Albaricoque				•	•	•	•	•	•			
Breva						•	•					
Caqui	•								•	•	•	•
Cereza				•	•	•	•					
Ciruela					•	•	•	•	•			
Chirimoya	•								•	•	•	•
Frambuesa					•	•	•	•	•			
Fresa/Fresón	•	•	•	•	•	•						
Granada									•	•	•	•
Higo						•	•	•	•	•		
Kiwi	•	•	•	•					•	•	•	•
Limón	•	•	•	•	•	•				•	•	•
Mandarina	•	•	•	•						•	•	•
Mango						•	•	•	•	•		
Manzana	•	•					•	•	•	•	•	•
Melocotón				•	•	•	•	•	•	•		
Melón					•	•	•	•	•	•		
Membrillo							•	•	•	•		
Naranja	•	•	•	•	•					•	•	•
Nectarina				•	•	•	•	•	•	•		
Níspero			•	•	•	•						
Paraguaya						•	•	•	•			
Pera						•	•	•	•	•	•	•
Plátano	•	•	•	•	•	•	•	•	•	•	•	•
Pomelo	•	•	•	•	•						•	•
Sandía						•	•	•	•			
Uva								•	•	•	•	•

• Temporada de recolección y mejor época de consumo
• Temporada de recolección temprana o tardía

Verduras

El ajo

De origen asiático y utilizado desde épocas muy lejanas, se trata del bulbo de una planta, que se deja secar. Está dividido en dientes y desprende un fuerte olor. Pertenecen a su misma familia la cebolla y el puerro.

Las propiedades del ajo también son conocidas y aplicadas desde la antigüedad. En crudo, conserva mejor todos sus beneficios para la salud. Si se le retira la parte central, se evita que repita. Las cabezas deben tener un aspecto firme, si los dientes están amarillentos es señal de que son frutos envejecidos.

Es muy rico en vitamina C y en vitaminas del grupo B. Contiene también potasio, calcio, fósforo, magnesio, hierro y cobre. Aporta unas 110 calorías por 100 gramos, aunque no hay que olvidar que se toma en cantidades pequeñas.

Tiene acción antiséptica y también combate la tos; mejora la circulación y ayuda a reducir la hipertensión; es diurético y remineralizante.

El apio

Esta planta de tallo hueco, carnoso y jugoso tiene su origen en el apio silvestre. Se cultiva en las estaciones frías. Es muy aromático, de sabor intenso y con un punto amargo.

Las hojas son más oscuras en el exterior y más blancas en el centro, aunque suelen cubrirse para que mantengan un verde no muy intenso.

Es una buena fuente de vitamina A, C, ácido fólico, calcio, cloro, potasio, sodio y fósforo. Su contenido calórico es muy bajo (unas 12 calorías por 100 gramos).

Tiene propiedades tonificantes del sistema nervioso, es digestivo y remineralizante.

Los berros

El origen de esta verdura de tallos finos y hojas pequeñas se sitúa en Europa. Tradicionalmente no se destinaba a un uso culinario aunque se aprovechaban sus propiedades como planta medicinal.

Sus hojas tienen un sabor ligeramente picante, que da un toque especial a zumos y ensaladas. La mejor época para tomarlo es en invierno. Se conserva pocos días.

Contiene mucha vitamina C y también A, E, ácido fólico, potasio, calcio, hierro, azufre y sodio.

Ayuda a equilibrar la glucosa en la sangre y suaviza también los problemas digestivos, del riñón o la anemia. Es un buen antioxidante y muy poco calórico (unas 30 calorías por 100 gramos).

El brócoli

Esta verdura originaria de Oriente Próximo pertenece a la familia de las crucíferas, como las coles y las coliflores. De tallo corto, forma ramilletes de color entre verde y azulado. Su mejor temporada se sitúa en los meses de invierno y primavera. Se ha ganado la fama de ser el vegetal con mayor cantidad de nutrientes.

Al comprarlo, hay que fijarse en que tenga un aspecto compacto y firme. En casa se conserva bien algunos días en la nevera.

Es muy rico en vitaminas (C, A, E, B) y minerales (potasio, calcio, magnesio, fósforo, hierro). Se recomienda consumirlo por sus propiedades anticancerígenas. Además es diurético, laxante, purificador de la sangre, estimula la tiroides, mejora el aspecto de la piel y el cabello y combate la 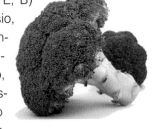 anemia. Es muy beneficioso para combatir los efectos negativos del estrés y aporta tan solo 32 calorías por 100 gramos.

La chirivía

Es una raíz carnosa, de color blanquecino, que ya se cultivaba en la época de la antigua Roma. Su sabor es suave, ligeramente anisado.

El mejor momento del año para consumirla es en invierno. Debe tener un aspecto firme y se conserva algunos días en la nevera.

Es muy rica en vitaminas del grupo B. También contiene vitamina C, potasio, sodio, calcio y fósforo. Tienen un alto contenido de agua, de hidratos de carbono y de fibra, y pocas calorías (unas 70 calorías por 100 gramos).

Tiene propiedades diuréticas y es digestiva. También es adecuada para mitigar problemas del riñón y el reumatismo.

La col

Esta verdura originaria del Mediterráneo pertenece a la familia de las crucíferas (como el brócoli o la coliflor). Tiene la forma de un cogollo de hojas verdes, de textura carnosa y sabor suave.

Mireille Louet

Posee un porcentaje elevado de agua (más de un 90 %), aporta una cantidad considerable de fibra y un contenido calórico bajo (poco más de 20 calorías por 100 gramos).

La col se debe comprar con aspecto compacto y brillante, y puede conservarse unos días en el frigorífico.

Contiene vitaminas A, B, C, E, K, potasio, azufre, calcio, fósforo, magnesio, hierro y yodo. Este conjunto de nutrientes la hace adecuada para prevenir la hipertensión, contribuir a un buen funcionamiento de las hormonas y de la glándula tiroides, reducir el colesterol y mitigar la artritis y el reuma. Es un buen anticancerígeno.

La kale

Conocida más tradicionalmente como col rizada, comparte muchas de las virtudes de la col. Aunque es originaria de Europa, se consume mucho en Estados Unidos. En sus hojas se aprecia muy bien el nervio central, son de color verde intenso y rizadas.

Tiene un nivel muy elevado de vitaminas A, C, K, así como de ácido fólico y hierro. Su aportación calórica es muy reducida (unas 30 calorías por 100 gramos).

Es depurativa, con propiedades antiácidas y antiinflamatorias y ayuda a proteger el sistema cardiovascular.

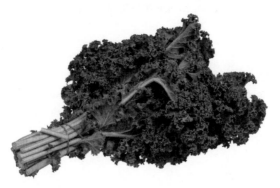

Las coles de Bruselas

Aunque no se conoce muy bien su origen, estas coles son como una variedad a escala reducida de la col verde. Se consumen especialmente en el centro de Europa, de donde es posible que procedan. Tienen un sabor más intenso y con un punto amargo.

Se conservan bien en el frigorífico durante algunos días.

En cuanto a sus propiedades nutricionales y en comparación con la col, tiene un mayor contenido de vitamina A, y también un buen nivel de potasio, calcio, fósforo, sodio y magnesio. Tiene un gran poder antioxidante, ayudan a aumentar las defensas y son muy saciantes. Aportan tan solo unas 35 calorías por 100 gramos.

El diente de león

Esta planta ha sido utilizada desde hace siglos por sus propiedades medicinales. Su nombre tiene que ver con las hojas dentadas con bordes irregulares. Se consumen tiernas y tiene un sabor amargo.

Contienen vitamina A, B, C y D. Además, son ricas en hierro, calcio, potasio, zinc y cobre. Se debe tomar con moderación. Unos 100 g de hojas de león aportan aproximadamente 40 calorías.

Tiene propiedades desintoxicantes y depurativas, estimula el apetito y regula la tensión arterial. Además, produce un suave efecto laxante y es beneficioso para la salud de la piel.

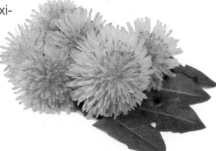

Las espinacas

Este vegetal originario de Persia, se cultiva en épocas de clima templado. Las hojas son lisas o ligeramente rizadas y con un tallo corto.

Deben comprarse muy frescas, con las hojas firmes, brillantes y de color verde intenso, y consumirse cuanto antes.

Contienen mucha vitamina A y también C, E y K, además de vitaminas del grupo B y ácido fólico. Aportan también calcio, hierro, magnesio, potasio, manganeso y sodio. Su contenido calórico es bajo (unas 16 calorías por 100 gramos) y suponen una excelente aportación de proteínas y de clorofila.

Las espinacas tienen propiedades remineralizantes, antioxidantes y anticancerígenas. Ayudan a tratar la anemia, la hipertensión, los problemas renales y los niveles altos de colesterol.

El hinojo

Es una planta originaria de la zona del Mediterráneo. Pertenece a la misma familia que el apio, aunque es más aromático y con un toque anisado. Se consume el bulbo, de forma redondeada y color blanco (para evitar que tome un color verde, se protege la planta de la luz del sol).

Es muy rico en vitamina C y también en vitaminas del grupo B, sobre todo en ácido fólico. Contiene potasio, magnesio, calcio y fósforo.

Es un vegetal digestivo, combate las bacterias y es rico en antioxidantes. Ayuda a un buen funcionamiento del sistema cardiovascular y a regular la menstruación. Aporta unas 30 calorías por 100 gramos.

La lechuga

Aunque no se conoce exactamente su origen, la lechuga ya se consumía en la antigua Grecia y Roma. Actualmente se cultivan numerosas variedades, que se diferencian por el sabor, la textura y el tamaño de las hojas: romana, de hoja de roble, lollorosso, Batavia, mantecosa, cogollos...

Tiene un porcentaje muy elevado de agua (un 95 %), y uno muy reducido de proteínas y de hidratos de carbono. Su aportación calórica es muy baja (16 por 100 gramos).

Contiene vitaminas A, B, C, D y K, potasio, calcio, fósforo, selenio, hierro y bromo.

La lechuga tiene propiedades sedantes, es laxante y también diurética. Estas propiedades son más intensas en las hojas más externas.

El pepino

Es el fruto de una planta de la familia de las cucurbitáceas a la que pertenecen la sandiera, el melonero o la calabacera. Originario de Asia y de África, se cultiva desde épocas muy remotas. Es un vegetal propio del verano, de forma alargada. La piel es verde y la pulpa blanquecina y de sabor característico pero poco intenso.

Al comprarlo hay que fijarse en que tengan una textura firme y elegir preferiblemente los que no sean muy grandes. Se conservan bien algunos días en el frigorífico.

Tiene un buen contenido de vitaminas (A, B, C, K) y de minerales (potasio, magnesio, silicio, fósforo, calcio, hierro) y un porcentaje muy alto de agua: un 97 %. Aporta tan solo 12 calorías por 100 gramos.

Es un vegetal muy diurético, depurativo y remineralizante. Tiene acción antioxidante y antiinflamatoria.

El perejil

El uso de las hojas de perejil por sus propiedades medicinales es muy antiguo. Las variedades de hoja lisa son más aromáticas que las de hoja rizada.

Contiene mucha vitamina A, C y K, además de ácido fólico. Aporta también calcio, hierro, magnesio y potasio. Su contenido calórico es bajo (unas 20 calorías por 100 gramos) y suponen una excelente aportación de proteínas y de clorofila.

Tiene efectos diuréticos y laxantes, favorece la digestión y refuerza el sistema inmunológico.

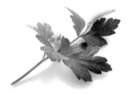

El pimiento

La planta que tiene como fruto el pimiento es originaria de América del Sur. Es propia del verano y el otoño. En el mercado pueden encontrarse pimientos de colores (amarillo, verde, rojo) y tamaños diferentes.

Deben comprarse con la carne lisa y brillante y el tallo firme. Se conservan bien en la nevera bastantes días.

Su composición presenta un contenido muy elevado de agua. También contiene hidratos de carbono. Es un fruto de aportación calórica baja (unas 20 calorías por 100 gramos).

Aportan vitaminas A, B y C, potasio, fósforo, magnesio y calcio. Además, el pimiento rojo contiene licopeno en abundancia.

Es recomendable por su acción anticancerígena, además protege la salud de los ojos, la piel y las uñas, y tiene efectos positivos contra la inflamación y el dolor.

La remolacha

Es una raíz carnosa de forma redondeada, con la piel fina y de color entre rojo, morado y marrón. Es originaria de las orillas del Mediterráneo.

La remolacha se conserva sin problemas en el frigorífico durante bastantes días.

Contiene un alto porcentaje de agua e hidratos de carbono. Aporta mucha fibra y bastantes azúcares. Aporta unas 30 calorías por 100 gramos. Destaca por su contenido de vitamina C y del grupo B, y de minerales como yodo, sodio, potasio, magnesio, calcio y fósforo.

Es muy beneficiosa en casos de anemia por su valor energético y durante el embarazo por su contenido de ácido fólico. Es laxante y diurética.

El tomate

La tomatera, una planta trepadora procedente de Sudamérica, se cultiva hoy en todo el mundo. Produce una gran cantidad de variedades, de colores, tamaños e incluso formas distintas.

Si los tomates no están maduros, es mejor conservarlos unos días fuera de la nevera, en un lugar fresco.

El tomate contiene minerales como el potasio y el zinc, además de fósforo, calcio, magnesio y manganeso, y vitaminas A, C y del grupo B.

Es una fuente abundante de licopeno, un potente antioxidante. Es adecuado en casos de hipertensión, problemas de hipertensión y niveles altos de colesterol. Ayuda a prevenir las infecciones y a mantener la salud de la vista. También es diurético y laxante.

Aporta unas 20 calorías por 100 gramos, y muy pocas grasas.

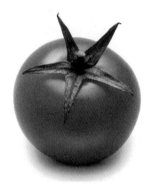

La zanahoria

De esta hortaliza, originaria de la zona central del continente asiático, se consume la raíz. Tiene forma alargada, color anaranjado, textura crujiente y sabor dulce.

Se conservan bastante bien, aún mejor si conservan las hojas.

Contiene vitaminas A, B, C y D, sobre todo betacarotenos. También aporta minerales (calcio, hierro, potasio y fósforo. Con casi un 90 % de agua en su composición, aporta unas 30 calorías por 100 gramos.

Consumir zanahoria es beneficioso para la vista, las uñas y el cabello. También contribuye a regular los niveles colesterol y a aumentar la cantidad de glóbulos rojos. Es un buen digestivo y regulador del tránsito intestinal.

Tabla de verduras de temporada

	ene	feb	mar	abr	may	jun	jul	ago	sep	oct	nov	dic
Acelga	●	●	●	●	○	○			○	●	●	●
Ajo	●	●	●	●	●	●	●	●	●	●	●	●
Alcachofa	●	●	●	○	○				○	○	●	●
Apio	●	●	●	○	○				○	○	●	●
Berenjena	●	●	●	●	●				○	●	●	●
Brócoli	●	●	●	●	○	○			○	○	●	●
Calabacín	●	●	●	●	●	●	●	●	○	○	●	●
Calabaza			○	●	●	●	●	●	●	●	●	○
Cardo	●	○	●	●	●	●	●	●	●	○	●	●
Cebolla	○	○	○								○	○
Col Lombarda	●	●	●	○	○				○	○	●	●
Coliflor	●	●	●	●	○	○			○	○	●	●
Endíbia	●	●	●	○					○	●	●	●
Escarola	●	●	○	○					○	○	●	●
Espárrago Verde		○	●	●	●	○						
Espinaca	●	●	●	●	●	○	○	○	●	●	●	●
Guisante	●	●	●	○						○	●	●
Haba	●	●	●	○								
Judía Verde	●	●	●	●	●	●	●	○	○	●	●	●
Lechuga	●	●	●	●	●	●	●	●	●	●	●	●
Nabo	○	○	○	●	●	●	●	●	●	●	●	●
Pepino	○	○	○	●	●	●	●	●	●	●	○	○
Pimiento	●	●	●	●	●	●			○	●	●	●
Puerro	●	●	●	●	●	●			●	●	●	●
Rábano	●	●	●	●	●	●	●	●	●	●	●	●
Remolacha	●	●	●	●	●	●	●	●	●	●	●	●
Repollo	○	●	●	●	●	○			●	●	●	●
Tomate	●	●	●	●	●	●	○	○	○	●	●	●
Zanahoria	●	○	○	○	●	●	●	●	●	●	●	●

● Temporada de recolección y mejor época de consumo
○ Temporada de recolección temprana o tardía

Mireille Louet

Vitaminízate y mineralízate

En el apartado anterior de este capítulo has podido ver qué nutrientes aporta cada fruta. Seguro que te has dado cuenta de por qué le sienta tan bien a tu cuerpo tomar frutas y verduras.

Si quieres tener algunos argumentos más, a continuación puedes ver cómo contribuyen vitaminas y minerales a tu buena salud. No se trata de un tratado científico exhaustivo, sino de una pequeña explicación que te permita conocer mejor el valor nutricional de las frutas y las verduras que se utilizan como ingredientes de los zumos de esta selección. Por eso no se indican los alimentos de origen animal de los que se puede obtener cada nutriente.

Simplemente es una pequeña pincelada que te dará aún más razones para cuidar tu alimentación. Sigue una dieta suficientemente variada y equilibrada y no hará falta que recurras a suplementos.

Las vitaminas

Algunas vitaminas son hidrosolubles, no se almacenan en el cuerpo humano sino que la cantidad sobrante se elimina por la orina. Por eso deben obtenerse de la dieta diariamente. Otras vitaminas son liposolubles, lo que significa que son absorbidas y almacenadas por el cuerpo humano.

Vitamina A

Es un nutriente esencial y puede encontrarse de dos formas en los alimentos: ya formada, para que nuestro organismo la absorba, o bien en forma de provitamina, que nuestro organismo transforma en vitamina. La provitamina A suele presentarse en forma de betacaroteno.

Es una vitamina liposoluble.

Contribuye a la formación y el mantenimiento del buen estado de los huesos, los dientes, la piel, el cabello y los ojos. Es un buen antioxidante.

Se encuentra en forma de betacaroteno en frutas de color anaranjado, como la naranja, el albaricoque, el mango, el melocotón, la nectarina o el melón de tipo Cantaloup; y también en los vegetales de este color, como las zanahorias o la calabaza. También en hortalizas de hoja verde, como el brócoli o las espinacas, la col, los berros…

Vitamina B1

La vitamina B forma un complejo de vitaminas. No indicamos las propiedades de la vitamina B12 porque no se encuentra en las plantas.

Se conoce también con el nombre de tiamina. Es una vitamina hidrosoluble.

Permite metabolizar los hidratos de carbono para convertirlos en energía. Ayuda al buen funcionamiento del sistema nervioso, del corazón y los músculos.

Se encuentra en frutas como la ciruela, la mandarina, la naranja o la piña y en vegetales como la col o el perejil, así como en el germen de trigo.

Vitamina B2

Se conoce también con el nombre de riboflavina. Es una vitamina hidrosoluble.

Facilita la producción de energía a partir de los alimentos. Contribuye al crecimiento y a la buena salud de la piel y las mucosas. Es importante para el crecimiento.

La podemos obtener de frutas como la ciruela, el albaricoque, el kiwi y el melocotón; de hortalizas como las espinacas, el brócoli o la col; así como en el jengibre. Y del germen de trigo.

Vitamina B3

Se conoce también con el nombre de niacina. Es una vitamina hidrosoluble.

Contribuye a la obtención de energía a partir de los hidratos de carbono. Ayuda a mantener en buenas condiciones el sistema nervioso y el sistema circulatorio. También contribuye a la salud de la piel y a la estabilización de la glucosa en la sangre.

Está presente en frutas como el aguacate, los fresones, el melocotón, el pomelo, la uva, y en verduras como la col, el perejil, el pimiento rojo o la zanahoria, y en el germen de trigo.

Vitamina B5

Se conoce también con el nombre de ácido pantoténico (a partir de la palabra griega *pantos,* que significa 'en todas partes'). Es una vitamina hidrosoluble.

Ayuda a la producción de energía, con las demás vitaminas del grupo B. Contribuye a la producción de hormonas como la adrenalina y la insulina.

La tomas de frutas como el aguacate, la sandía, la papaya, la naranja o los fresones, y de vegetales como el brócoli, los berros o el tomate.

Vitamina B6

Se conoce también con el nombre de piridoxina. Es una vitamina hidrosoluble.

Colabora en la generación de energía a partir de los hidratos de carbono. Ayuda al buen funcionamiento del sistema nervioso. Contribuye a la buena salud de la piel.

Está presente en frutas como la frambuesa, el plátano o la sandía. En verduras como las coles de Bruselas, la col rizada, el pimiento, la remolacha. Y en el germen de trigo.

Vitamina B9

Se conoce también con el nombre de ácido fólico. Es una vitamina hidrosoluble.

Contribuye a la producción de glóbulos rojos y a la buena salud del sistema nervioso. Es esencial para el buen desarrollo del feto.

La encontramos en frutas como los fresones, la pera, el pomelo, la mandarina, la naranja, el melón y la piña; en verduras como la col, la lechuga, la menta, el perejil; y en el germen de trigo o en el germinado de alfalfa.

Vitamina C

Es una vitamina hidrosoluble.

Favorece la absorción del hierro. Tiene un efecto positivo sobre el sistema inmunitario. Ayuda a mantener una piel saludable. Es un buen antioxidante.

Está presente en numerosas frutas y verduras, entre las cuales se encuentran el apio, la col rizada, el diente de león, las espinacas, la menta, los cítricos, la manzana, la sandía, el brócoli o el hinojo. Y también en el germinado de alfalfa.

Vitamina E

Es una vitamina liposoluble. Mejora la circulación. Contribuye a la buena salud del corazón. Es un buen antioxidante.

Mireille Louet

La puedes obtener sobre todo de vegetales de hoja verde, como la lechuga, el brócoli y las espinacas. En menor cantidad de frutas como la papaya, el melocotón, el kiwi o el mango. Y del germen de trigo.

Vitamina K

Es una vitamina liposoluble. Interviene en la coagulación de la sangre. Ayuda a tener huesos fuertes y sanos.

Se encuentra en vegetales de hoja verde, como la lechuga, el brócoli, las coles y las espinacas. En los fresones, el kiwi y el plátano. Y también en el germinado de alfalfa o el germen de trigo.

Los minerales

Los minerales, decisivos como las vitaminas para el buen funcionamiento del organismo, se clasifican según la cantidad que necesitamos de ellos. El cuerpo humano necesita en mayor cantidad los macroelementos (calcio, fósforo, magnesio, potasio, sodio, azufre, cloro), en menor cantidad los microelementos y los oligoelementos (zinc, selenio, cobre, flúor, hierro, yodo).

Puedes leer brevemente qué función desempeñan algunos de ellos en nuestro organismo y en qué alimentos de origen vegetal puedes encontrarlos.

Azufre

Este mineral es uno de los macroelementos. Juega un papel importante en la salud de la piel, el pelo, las uñas. Ayuda a metabolizar las grasas y los hidratos de carbono.

Se encuentra en el apio, la chirivía, el pepino, la col rizada, las coles de Bruselas, el tomate o la zanahoria, y también en la frambuesa, los fresones, el melón y la uva.

Calcio

Es uno de los macroelementos. Ayuda a tener huesos fuertes, especialmente en la infancia y en la menopausia. Influye en el buen funcionamiento de los nervios y en la contracción y la relajación de los músculos.

Son fuente de calcio algunas verduras como la frambuesa, los fresones, el kiwi o la papaya, y algunas verduras como el apio, la col en todas sus variedades, las espinacas o la zanahoria.

Fósforo

Es uno de los macroelementos. Este mineral interviene en el desarrollo y el buen estado de los huesos, los dientes y los músculos. También contribuye a la función del riñón.

Tienen un buen contenido de fósforo el apio, la col rizada, el germinado de alfalfa, el kiwi o el melón.

Hierro

El hierro tiene un papel muy importante en la formación de glóbulos rojos, que transportan el oxígeno en la sangre por todo el cuerpo.

Para tener un buen aporte de hierro se puede tomar berro, col, espinacas, lechuga, perejil o frambuesas.

Magnesio

El magnesio, uno de los macroelementos, interviene en un gran número de procesos de nuestro organismo. Es importante para asegurar el transporte de oxígeno a los tejidos, la transformación de los nutrientes en energía o la contracción y la relajación de los músculos.

Se encuentra en frutas como el kiwi, el melón, el limón, el pomelo o la uva, y en verduras como el apio, las coles o la remolacha.

Manganeso

El manganeso es importante para la formación de los huesos y los tejidos, interviene también en la coagulación de la sangre y en el buen funcionamiento del cerebro y el sistema nervioso.

Puedes obtener este mineral del aguacate, la piña, las ciruelas, el plátano, la remolacha, el berro, la zanahoria o la lechuga.

Potasio

Es uno de los macroelementos. Este mineral juega un papel importante en el equilibrio de agua del organismo, junto con el sodio. Tiene que ver también con la buena salud de los músculos y sus movimientos de contracción y relajación.

Encontrarás una buena aportación de potasio en el albaricoque, el kiwi, el melocotón, el melón, el plátano, la papaya, la uva, la lechuga, la col, el apio, el brócoli o la remolacha.

Sodio

Es uno de los macroelementos. Colabora con el potasio para regular el equilibrio de agua en el cuerpo. También interviene en la regulación de la presión de la sangre y en el funcionamiento del sistema nervioso y de los músculos.

El sodio está presente en el kiwi, el limón, el melón, el apio, los berros, el brócoli, la col, las espinacas, la remolacha y la zanahoria.

Zinc

El zinc interviene en la formación y la regeneración de células, y tiene un papel importante en la salud del sistema reproductivo.

Este mineral se encuentra en la frambuesa, los berros, el brócoli, las coles de Bruselas o el tomate, y también en las algas.

Cómo se preparan los zumos verdes

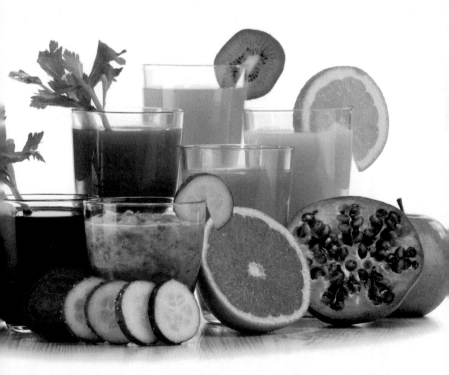

Después de leer los capítulos anteriores, ya eres otra de las personas convencidas de los beneficios saludables de los zumos verdes. Has decidido dar el paso de incorporarlos a tu rutina diaria. Has elegido los ingredientes que más te gustan y que mejor encajan con tu forma de vida y las necesidades de tu organismo. Muchas de tus dudas se han resuelto, pero probablemente todavía te estarás preguntando: ¿y cómo los preparo? ¿Qué debo elegir? ¿Es mejor una licuadora? ¿O quizá una batidora? ¿Qué es exactamente un extractor de zumos? ¿No voy a usar más el exprimidor?

El exprimidor

Empecemos por lo más sencillo. Estamos hablando del exprimidor tradicional con el que se suelen preparar los zumos de cítricos (limones, naranjas, pomelos, limas). Se parte la fruta por la mitad, se coloca sobre la parte del exprimidor con forma de cono y se presiona para extraer su jugo.

El exprimidor manual por rotación funciona aplicando la presión sobre la fruta y haciéndola girar con una mano. El zumo va a parar a un pequeño recipiente encajado en la parte inferior, mientras que los restos de pulpa y las semillas quedan retenidos por el colador.

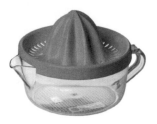

Imagen de un exprimidor manual sencillo.

En el exprimidor eléctrico por rotación no hay que realizar la rotación con la mano, sino simplemente presionar ligeramente. El cono gira y va extrayendo el zumo de la fruta. El zumo se recoge en un recipiente o bien se vierte directamente en el vaso.

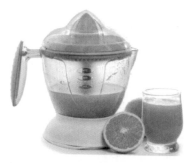

En el exprimidor eléctrico el cono gira al presionar directamente sobre él.

El exprimidor de palanca no extrae el zumo haciendo girar la fruta sobre el cono, sino presionándola. Existen modelos de diseños muy variados, e incluso alguno eléctrico.

El exprimidor, como hemos dicho, sirve para exprimir cítricos. A veces será útil combinarlo con otro de los sistemas y añadir un zumo de cítrico sin rastro de pulpa a nuestro jugo verde.

Existen modelos de exprimidores para todos los gustos y todos los presupuestos. De cristal, de plástico o de aluminio, suelen ser fáciles de limpiar.

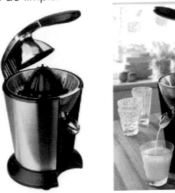

Los exprimidores de palanca pueden ser de plástico, de cristal o de aluminio.

La licuadora

La licuadora tradicional es un aparato que extrae el zumo de las frutas y los vegetales por centrifugación. El resultado es el zumo líquido por una parte y la pulpa por otra. Los ingredientes se introducen troceados por la boquilla y van a parar a un cestillo metálico en cuya base hay unas pequeñas cuchillas. Este cestillo gira a gran velocidad y muele los ingredientes. La pulpa queda en el depósito mientras que el jugo sale por un conducto hacia el vaso o un recipiente recolector. Según la potencia de centrifugación, la pulpa queda más o menos húmeda. Las licuadoras más eficientes extraen una mayor cantidad de zumo.

Algunas licuadoras tienen una boquilla suficientemente grande como para que no sea preciso trocear frutas del tamaño de un kiwi, una mandarina, una pera o incluso una manzana pequeña y para licuar a la vez varias zanahorias o tallos de apio. Además, el proceso de centrifugación es muy rápido. Por eso resultan muy prácticas para preparar zumos en poco tiempo.

Como contrapartida, también tienen algunos inconvenientes. La licuadora es un poco laboriosa de limpiar, y bastante ruidosa. Pero lo que quizá es más importante es que el calor generado por la centrifugación aumenta la temperatura del zumo, lo que provoca que se oxide con mayor rapidez. Además, suele ser preciso remover el zumo obtenido para integrarlo bien.

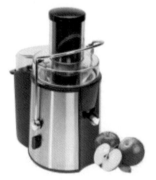

Las licuadoras son muy cómodas y prácticas, aunque resulta laborioso el trabajo de limpiarlas.

El extractor de zumos

El extractor de zumos obtiene el zumo de las verduras y las frutas mediante un proceso llamado de masticación. Al presionar la fruta o el vegetal contra un eje en forma de espiral, se extrae lentamente el zumo por una parte y por otra la pulpa, que van a parar a dos depósitos o recipientes distintos.

En comparación con la licuadora, este aparato extrae una mayor cantidad de zumo. Para comprobarlo bastará con que compares la pulpa: en el caso de la licuadora está bastante húmeda, mientras que con el extractor queda prácticamente seca. Si se obtiene más zumo quiere decir que se aprovechan mucho más todas las propiedades de los ingredientes. Además, hay quien encuentra formas ingeniosas de sacar partido también a la pulpa.

El extractor trabaja en frío y reduce al mínimo el contacto de los ingredientes con el aire, por lo que el resultado es un zumo que se oxida mucho más lentamente.

Habrá quien considere muy positivo que el extractor trabaje de forma mucho más silenciosa y no le importará dedicar más tiempo a preparar sus zumos, ya que es más lento que la licuadora. También hay que tener en cuenta que su precio es más elevado y que hay que trocear bastante los ingredientes.

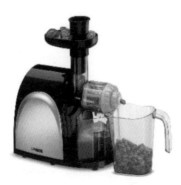

Imagen de un
extractor en frío.

La batidora de vaso

En este tipo de batidora se introducen las frutas y los vegetales en una gran jarra con tapa, y alguna porción de líquido.
En la base de la jarra hay varias cuchillas que, al girar a gran
velocidad, muelen y trituran su contenido.

En este caso se aprovecha mucho más la fruta y la verdura,
ya que se toma también la pulpa. Solamente se quita la piel
de algunas frutas y verduras, las semillas o las pepitas. Los
beneficios para la salud son, por tanto, mayores.

El resultado no es un zumo, sino un batido de consistencia
más espesa. Es una buena opción para añadir a nuestra lista
ingredientes como el plátano o el aguacate o para añadirles
yogur, leche o bebidas vegetales.

Sin duda, la batidora es una opción rápida, tanto en cuanto a
la preparación de los ingredientes como a la elaboración del
batido y a la limpieza posterior.

Algunos modernos robots de cocina (como en el caso de la
Thermomix) incluyen una función de batidora. Por lo tanto,
puedes usarlos para preparar un zumo como lo harías con
una batidora de vaso.

Una selección de zumos verdes

En la recopilación de casi un centenar de zumos verdes que
vas a encontrar en las siguientes páginas se combinan distintos tipos de frutas, verduras y otros ingredientes como semillas, germinados, algas…

La elección y la proporción de los ingredientes de cada
zumo responde a distintos criterios: sus beneficios concretos

(para un problema de salud, una situación, un momento del día...) y su aportación en forma de líquido.

De modo que si te animas a reemplazar un ingrediente por otro, deberás tener en cuenta cómo afectará al resultado. Si, por ejemplo, vas a sustituir medio pepino por otro ingrediente, piensa en que este vegetal aporta mucha cantidad de jugo, por lo que su sustituto deberá hacer lo mismo. O, si no tienes algún vegetal de hoja verde, podrías cambiarlo por otro.

No te desanimes si de pronto te parece que has echado a perder un zumo o que no tiene el sabor o la textura que esperabas. La práctica, como en casi todo, te ayudará a encontrar el punto justo de textura, sabor y nutrientes en tus zumos. Eso sí, no dejes de probar y probar.

¿Cómo se clasifican los zumos?

La selección de recetas verdes se presenta organizada en los siguientes apartados:

- zumos que dan energía: son zumos perfectos para empezar el día o para reponer las fuerzas.
- zumos que aportan equilibrio: ideales cuando necesites relajarte o quieras encontrar una forma natural de calmar tu mente y aumentar tu concentración.
- zumos para mejorar tu salud: ayudas para pequeños problemas estomacales o de estreñimiento, dolores de cabeza, que dan un descanso a tu hígado o ayudan a tus riñones.
- zumos que embellecen: encontrarás opciones para cuidar la piel antes de tomar el sol, mantener la elasticidad, dar luz a tu cutis, reducir la hinchazón del vientre o plantar cara a la celulitis.
- zumos encienden la chispa: también hay zumos que pueden ponerte las pilas en los momentos íntimos, energizantes, estimulantes y excitantes.

¿Qué encontrarás en cada zumo?

El nombre

Empecemos por el principio: el nombre del zumo te dará una pista sobre sus propiedades o beneficios.

Una lista de ingredientes

A continuación, encontrarás la lista de los ingredientes. Con las cantidades indicadas podrás preparar un vaso de zumo de buen tamaño. Si quieres preparar más, bastará con que multipliques los ingredientes según tu necesidad.

Instrucciones de preparación

De forma escueta, se indica si conviene pelar o no una fruta o un vegetal, si es mejor exprimir algún ingrediente o si algún producto se debe añadir al final.

Información complementaria

Aquí vas a encontrar distintos tipos de comentarios. En algunos casos, te hablamos de las virtudes nutritivas del ingrediente principal del zumo o de las que lo hacen especialmente adecuado para una u otra función. Si lo que deseas es conocer con más detalle el contenido en nutrientes o las propiedades saludables de algún ingrediente, puedes consultar la sección "Los ingredientes bajo la lupa".

En otros casos, te ofrecemos opciones para preparar variaciones del mismo zumo o complementarlo. Y también nos hemos animado a incluir algún pequeño consejo, especialmente en los apartados dedicados a los zumos equilibrantes y afrodisíacos, para que no dejes de ponerlo todo de tu parte y colabores a alcanzar el beneficio que te puede proporcionar el zumo.

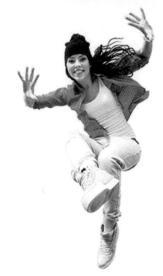

Zumos que dan energía

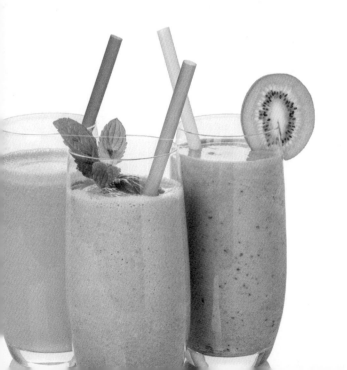

Sientes que por las mañanas te convendría una dosis extra de energía? ¿Estás pensando en probar alguna alternativa al café que necesitas para ponerte en marcha al levantarte? ¿Quieres empezar el día con buen pie y con las baterías cargadas? Los zumos de este apartado te vendrán como anillo al dedo.

Deja de lado la pereza. No olvides que los beneficios que obtendrás tomando uno de estos zumos de energía matutina compensan con creces el trabajo que dan. Al fin y al cabo, ¡quien algo quiere, algo le cuesta! No pasa nada por empezar el día con un pequeño esfuerzo que sin duda se verá recompensado.

Prepara tu zumo matinal teniendo en la mente sus beneficios. Tómalo a pequeños sorbos, saboreándolos y dejando que la energía que te aportan impregne todo tu organismo. Recógelo todo en un santiamén y disfruta de tu día.

Energía matutina

¿Qué necesitas?

1 naranja (1½ si son pequeñas)	2 manzanas
½ limón	5 hojas de lechuga

¿Cómo vas a prepararlo?

Lava las manzanas y las hojas de lechuga. Parte las manzanas y retira el corazón. Licua las manzanas y la lechuga. Pela la naranja el limón y pásalo también por la licuadora.

Si prefieres un zumo con menos pulpa, también puedes exprimir la naranja y el limón y añadir después el zumo que has obtenido a la mezcla de manzana y lechuga.

➡ Puedes ir probando con distintos clases de manzana para ver cuál te gusta más, ya que algunas variedades son más ácidas que otras. Si prefieres las más dulces, elige la Royal Gala o la Red Delicious, por ejemplo. Si te gusta el sabor ácido más marcado, decántate por la Granny Smith. La popular Golden se encontraría en el punto medio.

➡ ¿Eres un principiante de los zumos verdes? La lechuga será un buen aliado en tus primeros pasos con este tipo de licuados. Da al zumo un suave toque de frescor que seguramente no será el que esperabas, y un color intensamente verde.

Empieza el día a tope

¿Qué necesitas?

2 kiwis   1 pepino
½ manzana   ½ limón

¿Cómo vas a prepararlo?

Pela el kiwi. Si el pepino es de cultivo ecológico, bastará con que lo laves bien y no será necesario pelarlo. Si no, siempre es preferible quitar la piel para eliminar los residuos de sustancias químicas. Trocea la manzana y retira el corazón.

Licua el kiwi, el pepino y finalmente la manzana. Añade el zumo del medio limón exprimido.

➡ Aunque se suele creer que los reyes de la vitamina C son la naranja y el limón, en realidad el kiwi los supera. Es una auténtica bomba de vitamina C, que resulta muy adecuado para personas con pocas defensas. Además tiene otras muchas propiedades.

➡ Si quieres preparar un zumo más refrescante, puedes servirlo con hielo. Incluso puedes optar por convertirlo en un batido si lo preparas en la batidora de vaso. En este segundo caso, añade también el hielo al batir.

Mireille Louet

Arranque refrescante

¿Qué necesitas?

4 troncos de apio
1 pepino

1 tajada de melón
(si lo vas a preparar con
melón de tipo Galia o Cantaloup, 2 o 3 tajadas

¿Cómo vas a prepararlo?

Prepara los troncos de apio retirando las fibras y cortándolos a trozos. Pela el pepino o simplemente lávalo a conciencia si es de origen ecológico; trocéalo y quítale las semillas. Quita la cáscara del melón y retira también las semillas. Cuando lo tengas todo troceado, pásalo por la licuadora.

➡ El pepino contiene calcio, fósforo, potasio, hierro, vitaminas A y C... y además tiene propiedades drenantes y depurativas. ¿Necesitas más argumentos para añadirlo a tus zumos?

➡ Puedes aumentar aún más la sensación refrescante del zumo de pepino y de melón sirviendo el zumo en un vaso con unos cubitos de hielo o un poco de agua muy, muy fría. Este zumo es ideal para empezar el día, pero también puedes tomarlo para recuperarte en los días más calurosos.

Con las pilas puestas

¿Qué necesitas?

1 pepino

1 pimiento rojo

1 cucharada de copos de avena

2 troncos de apio

1 manzana

¿Cómo vas a prepararlo?

Lava bien el pepino, el pimiento y la manzana si son de cultivo ecológico o pélalos si no conoces su origen o no te gusta el sabor tan intenso. Quita las fibras de los troncos de apio. Quita el corazón de la manzana.

Trocea el pepino, el pimiento, la manzana y el apio y pásalo todo por la licuadora.

Añade al vaso de zumo una cucharadita de copos de avena. Remueve y disfrútalo.

➡ La avena es un cereal con una larga lista de propiedades beneficiosas para el organismo. Regula el metabolismo, ayuda a eliminar el colesterol perjudicial, es diurética, protege el intestino… Además, aporta mucha energía y, lo que es mejor, lo hace lentamente

---

➡ Puedes preparar este zumo en forma de batido, con lo que añadirás a todos sus beneficios la fibra que te aportará la pulpa. Si no te gusta el zumo tan espeso, añádele un poco de agua fresca.

Para eliminar líquidos

¿Qué necesitas?

1 tajada de melón (si eliges melón de las variedades Galia o Cantaloup, 2 o 3 tajadas)

8 coles de Bruselas

½ taza de té verde

1 cucharada de muesli

¿Cómo vas a prepararlo?

Quita la cáscara y las pepitas del melón y trocéalo. Lava las coles de Bruselas con agua abundante. Prepara una infusión suave de té verde en media taza de agua y déjala enfriar. Licua el melón y las coles y mezcla el zumo que has obtenido con la infusión fría. Por último, añade la cucharada de muesli.

- -

➡ Las coles de Bruselas son fuente de vitaminas y de minerales. Tienen muy pocas calorías y ayudan a eliminar líquidos. Si preparas este zumo en forma de batido, aprovecharás más la fibra que contienen.

- -

➡ ¿Te apetece un zumo diferente? Este combina el zumo de frutas y verduras con el té verde. Suma las propiedades beneficiosas del melón y las coles a las de esta infusión digestiva. Si lo preparas en forma de batido, añade más cantidad de té verde para que el resultado no sea tan espeso.

- -

Potencia tu resistencia

¿Qué necesitas?

1 manzana

1 trocito de apio

1/4 de pepino

½ remolacha

1 brote de brócoli

½ limón

¿Cómo vas a prepararlo?

Lava las frutas y las verduras. Trocea los ingredientes y retira las pepitas del pepino, el corazón de la manzana y las fibras más gruesas del apio. Recuerda que si la fruta y la verdura no proceden de cultivos ecológicos es recomendable pelarlas. Licua los ingredientes en este orden: manzana, remolacha, brócoli, apio, pepino, limón.

➡ Una pequeña porción de remolacha tiñe de rojo intenso cualquier zumo. Pero su presencia no se nota únicamente en el colorido. Además de aportar vitaminas y minerales, es beneficiosa para el aparato digestivo y es muy energética. Incluso algunos estudios apuntan que el consumo de zumo de remolacha potencia la resistencia en la práctica deportiva.

➡ Este zumo contiene bastantes ingredientes que suman sus propiedades. El resultado es un cóctel de vitaminas y minerales, con efectos positivos en el organismo. Además, es una buena ocasión para sacar el mayor partido al brócoli y la remolacha al consumirlos en crudo, ya que la cocción reduce parcialmente sus propiedades.

Actívate

¿Qué necesitas?

2 hojas de lechuga
1 naranja

1 puñado de espinacas
10 frambuesas

¿Cómo vas a prepararlo?

Lava bien las hojas de lechuga y las espinacas y sécalas con un paño de cocina. Lava también las frambuesas y déjalas escurrir. Pela la naranja si la vas a licuar o pártela por la mitad si prefieres exprimirla. Coloca todos los ingredientes en la licuadora y mezcla el zumo que obtienes con la naranja exprimida.

➡ ¿Por qué es bueno para tu salud incluir las espinacas en tus zumos? La lista de argumentos es extensa: estas hojas de color verde intenso tienen propiedades antioxidantes, aportan pocas calorías, son fuente de hierro y potasio, dan buen aspecto al cabello y a la piel, fortalecen los huesos, tienen efectos positivos para la visión y ayudan al sistema inmunológico.

➡ Si quieres enriquecer este zumo, añádele un poco de leche vegetal (por ejemplo, de arroz, de avena o de almendras). El contenido calórico de la bebida será mayor, pero también ganarás las propiedades saludables que aportan estas bebidas vegetales.

Regula tu tensión

¿Qué necesitas?

4 hojas de col   1 rama de apio

1 manzana

¿Cómo vas a prepararlo?

Lava bien el apio y la col. Retira las fibras del tallo de apio. Pela la manzana (si compras fruta de producción ecológica simplemente lávala) y quítale el corazón. Coloca todos los ingredientes y lícualos.

➡ Un contenido muy bajo de grasas y de calorías y un amplio abanico de propiedades saludables. ¿Se te ocurre una carta de presentación mejor? La col cumple con todos estos requisitos. Te aportará vitaminas A, B y C, calcio, yodo, hierro, magnesio, fósforo, potasio, azufre. Entre su catálogo de propiedades: anticancerígena, reconstituyente, regulador de la tensión arterial...

➡ ¿Estás pensando en aumentar la cantidad de alimentos crudos en tu dieta diaria? Este zumo puede ser un buen primer paso. Si el sabor del apio te resulta demasiado intenso, empieza poniendo menos cantidad y auméntala poco a poco. El dulzor de la manzana es un buen contrapunto, sobre todo para los paladares menos acostumbrados.

Mireille Louet

Combate la fatiga

¿Qué necesitas?

1 puñado de espinacas

2 peras

½ pepino

4 hojas de albahaca

¿Cómo vas a prepararlo?

Lava bien las espinacas y sécalas con un paño de cocina. Lava o pela la pera y el pepino, según si son de origen ecológico o no, y quita las semillas. Pasa todos los ingredientes por la licuadora, incluyendo también las hojas de albahaca.

- -

➡ La albahaca es una planta aromática con múltiples propiedades. Se ha utilizado en la cocina y también como planta medicinal. ¿Qué destacaríamos de ella en este zumo? Su capacidad de combatir la fatiga tanto física como mental.

- - - - - - - - - - - - - - - - - -

➡ La pera da al zumo un sabor muy suave, el pepino le aporta frescor y la albahaca destaca por su aroma. Aunque no tengas mucho espacio en casa, busca un rinconcito para tu maceta de albahaca. Si añades al zumo unas hojas acabadas de cortar de tu planta, te sabrá aún mejor.

- -

Un toque tropical

¿Qué necesitas?

1 rodaja de piña

1 tallo de apio

Unas hojas de perejil

6 hojas de lechuga

½ pepino

1 cucharada de germinado de trigo en polvo

¿Cómo vas a prepararlo?

Quita la cáscara de la piña y retira también la parte más dura del centro. Lava las hojas de lechuga. Quita las fibras del apio y lávalo bien. Pela o lava el pepino. Elige unas cuantas hojas de perejil bien frescas.

Pasa todos los ingredientes por la licuadora o el extractor. Vierte el zumo en un vaso y añade el germinado de trigo. Remuévelo un poco con una cuchara y disfruta de tu zumo.

➡ ¿Conoces el germen de trigo? Se trata de la parte del grano a partir de la cual se forma la nueva planta, por lo que contiene una gran cantidad de nutrientes. Sus beneficios para la salud se deben a la presencia de ácidos grasos esenciales, vitaminas, proteínas, minerales y también fibras. Puedes añadir un poco de germen de trigo a tu zumo o también a una sopa vegetal, a un yogur o a una ensalada.

➡ Incluye esta receta a tu lista de zumos habituales para el desayuno. No te limites a tomar siempre los mismos zumos y así podrás multiplicar sus beneficios saludables. También puedes tomar este zumo con el toque tropical que le da la piña cuando sientas que te falta energía después de alguna actividad física intensa.

Efecto antioxidante y antienvejecimiento

¿Qué necesitas?

2 manzanas

1 cucharada de levadura de cerveza

1 cucharada de bayas de goji

½ vaso de té verde

¿Cómo vas a prepararlo?

Pela las manzanas o lávalas si confías en que no han sido tratadas con pesticidas. Quita el corazón y pártelas a trozos. Si has comprado las bayas deshidratadas, tendrás que ponerlas en remojo la noche anterior. Pasa las manzanas y las bayas por la licuadora. Mezcla el zumo que has obtenido con el té. Añade después la levadura, remueve y... ¡saboréalo!

━━━━━━━━━━━━━━━━━━━━━━━━━━━━━━━━━━

➡ Desconocidas hasta hace unos años, las bayas de goji se hicieron populares por su efecto antioxidante y antienvejecimiento. También fortalecen el sistema inmunitario y ayudan a depurar el organismo. Su aspecto es parecido al de las uvas pasas, pero de color rojo.

━━━━━━━━━━━━━━━━━━━

➡ Puedes variar a tu gusto las proporciones entre los ingredientes que aportan el líquido a esta combinación: el té y el zumo de manzana. Varía también el tipo de manzana o atrévete con distintos tipos de té verde. Tómalo a temperatura ambiente en invierno o bien frío en verano.

━━━━━━━━━━━━━━━━━━━━━━━━━━━━━━━━━━

Mejora tu circulación

¿Qué necesitas?

1/2 tallo de apio
½ limón
2 manzanas pequeñas

½ pepino
1 puñado de espinacas
1 cucharadita de jengibre rallado

¿Cómo vas a prepararlo?

Lava el apio y retira la parte más fibrosa. Pela o lava el pepino y retira las semillas. Lava las espinacas y sécalas con un paño de cocina. Lava o pela y trocea las manzanas, y retira la parte del corazón. Pasa todos estos ingredientes por la licuadora. Puedes añadir también el limón en este punto y pasarlo por la licuadora o exprimirlo y añadirlo después al zumo. Finalmente, añade la cucharadita de jengibre rallado y remuévelo bien antes de tomarlo.

➥ Escoge el jengibre por sus efectos positivos sobre la circulación, por sus propiedades antibióticas, antinflamatorias o digestivas. Para añadirlo en tus zumos lo ideal es rallarlo al instante.

➥ La manzana aporta dulzor y suavidad a este zumo con tanta presencia de vegetales. El conjunto es un cóctel de vitaminas ideal para empezar el día con energía. Si te parece que el zumo es muy espeso, aumenta un poco la proporción de manzana o añade un poco de agua.

Mireille Louet

Un aporte de fibra

¿Qué necesitas?

10 granos de uva verde   1 puñado de espinacas
½ manzana   ½ plátano
1 rodaja de piña

¿Cómo vas a prepararlo?

Prepara todos los ingredientes: lava los granos de uva y déjalos escurrir; lava las espinacas y sécalas con un paño de cocina; pela o lava la manzana y quítale las pepitas; quita la cáscara del plátano y de la piña.

Coloca todos estos ingredientes en la batidora con un poco de agua o unos cubitos de hielo.

➡ El plátano es una fruta muy digestiva, rica en vitaminas A y B y minerales como el calcio, el fósforo, el potasio, el magnesio… Tiene muchos azúcares pero a cambio apenas tiene grasa y aporta mucha fibra. Es cierto que un plátano tiene más calorías que otras frutas, aunque no hay que olvidar que posee un gran poder saciante.

➡ Para los días en los que te apetece un desayuno más consistente, mezcla este zumo con un yogur bajo en grasa del tipo que prefieras: de vaca, de oveja, de cabra o de soja. Eso sí, que sea natural o con un sabor suave, como por ejemplo la vainilla.

Zumos que dan energía

Levanta el ánimo

¿Qué necesitas?

1 puñado de espinacas
¼ de tallo de apio
½ limón

1 pepino
1 manzana
1 cucharadita de jengibre rallado

¿Cómo vas a prepararlo?

Lava las espinacas y sécalas con un paño de cocina. Si el pepino y la manzana son de cultivo ecológico, lávalos bien. Si no lo son, pélalos. Quita las pepitas del pepino y el corazón de la manzana. Elimina las fibras del apio y córtalo a trozos. Añade a la licuadora las espinacas, el pepino, el apio y la manzana. Si lo prefieres, puedes exprimir el limón aparte y añadirlo después al jugo de la licuadora.

Finalmente, ralla el jengibre, añádelo al zumo y remueve.

➡ El apio da a los zumos un toque muy especial. Para quienes no están acostumbrados a los zumos y batidos verdes puede resultar desconcertante, pero su larga lista de beneficios merece que le des una oportunidad. Empieza por una cantidad pequeña y pronto te darás cuenta de que el día en que no lo añades lo echas en falta.

➡ Para potenciar los efectos saludables de este zumo, bébelo en ayunas y no tomes nada más durante 15-30 minutos. Así tu organismo podrá absorber mejor todos sus nutrientes. Si lo preparas en forma de batido, puedes preparar un poco más de cantidad, añadirle un poco de agua y conservarlo en la nevera en un bote de cristal tapado.

Mireille Louet

Ensalada en un vaso

¿Qué necesitas?

1 puñado de espinacas
½ tomate
½ zanahoria

4 hojas de lechuga
½ pepino
1 manzana

¿Cómo vas a prepararlo?

Lava las espinacas y las hojas de lechuga y sécalas con un paño de cocina. Lava también el tomate, el pepino y la zanahoria, si proceden de cultivo ecológico, o pélalos y córtalos a trozos. Pela o lava la manzana y retira la parte del corazón.

Añade todos los ingredientes troceados a la licuadora y... ¡disfruta de tu ensalada en un vaso!

➡ Aunque el tomate suele tener poca presencia en los zumos verdes, por su contenido en licopeno merece que lo tengas en cuenta a la hora de preparar un zumo. Además es poco calórico, muy vitamínico y tiene un alto contenido de agua.

➡ Puedes complementar este zumo con otros ingredientes para suavizar o modificar su sabor. Por ejemplo, un trozo de remolacha, un puñado de frutas del bosque o incluso un plátano. En cualquier caso, será una buena manera de aumentar los niveles de energía de tu organismo a primera hora de la mañana.

Energía extra

¿Qué necesitas?

1 rodaja de piña
6 fresones
1 trozo de remolacha

1 kiwi
3 hojas de lechuga

¿Cómo vas a prepararlo?

Quita la corteza y el centro de la piña. Pela el kiwi y trocéalo. Limpia las fresas. Lava las hojas de lechuga y sécalas con un paño de cocina. Pela y trocea la remolacha.

Pasa todos estos ingredientes por la licuadora. Si los tienes en la nevera, el zumo te saldrá más refrescante.

➧ Cuando es temporada de fresones no hay excusa para no aprovechar sus propiedades añadiéndolos a tus zumos. ¡Excepto si eres alérgica a estas frutas, por supuesto!

➧ Los fresones contienen mucha vitamina C y también minerales como el yodo, el potasio, el fosforo o el hierro. Aportan beneficios a las funciones metabólicas del organismo y mejoran las defensas. Si quieres que aumentar tu aportación extra de energía porque te espera una maña-na intensa, combina este zumo con un puñado de frutos secos: nueces, nueces del Brasil, nueces de Macadamia o ciruelas pasas. Crecerá el contenido calórico pero también el valor energético de tu desayuno.

Mireille Louet

Energía ácida

¿Qué necesitas?

1 manzana   1 pera
1 pomelo   ½ tallo de apio
una cucharada de jengibre
rallado

¿Cómo vas a prepararlo?

Pela la manzana y la pera y retírales las pepitas. Si has comprado frutas de origen ecológico, simplemente lávalas bien. Retira las fibras del apio. Parte el pomelo por la mitad.

Prepara el zumo de la manzana, la pera y el apio en la licuadora. Haz el zumo de pomelo en la exprimidora. Mezcla los dos jugos y ralla un poco de jengibre. Remueve un poco y ¡ya está a punto!

➡ Peras ercolinas, conferencia, limoneras, blanquillas… o las pequeñas y breves peras de San Juan. Muchas variedades con un denominador en común: un alto contenido de agua y una baja presencia de azúcares y grasas. Además, dan un toque suave a tus zumos, además de una buena cantidad de vitaminas y minerales.

➡ Es posible que tu mañana no sea el momento más relajado del día. Intenta aparcar el ajetreo durante tan solos dos o tres minutos y disfruta de tu zumo. Tómalo a pequeños sorbos, lentamente, visualizando cómo tu organismo se llena de energía, de vitaminas, de salud.

Vitaminas y minerales

Zumos que dan energía

¿Qué necesitas?

8 granos de uva

1 manzana

1 puñado de espinacas

1 rodaja de piña

¿Cómo vas a prepararlo?

Prepara la fruta: pélala (o lávala si has elegido fruta de cultivo ecológico), retira el corazón y las semillas. Lava las espinacas para eliminar cualquier resto de tierra y sécalas con un paño de cocina. Licua todos los ingredientes con la licuadora o el extractor de zumos.

➡ Un racimo de uva tiene una proporción elevada de agua, y también de vitaminas. Su contenido de azúcar es más elevado que el de otras frutas, pero por eso mismo resulta adecuada cuando se necesita combatir el cansancio y la fatiga. De las variedades de temporada, elige la que te guste más y aprovecha sus beneficios energizantes.

➡ ¿Prefieres un batido de textura más espesa? Prepara tu zumo en la batidora y añade a sus ingredientes un plátano y un yogur de vainilla. Es un desayuno ideal.

Mireille Louet

Fresco y picante

¿Qué necesitas?

1 manzana
1 tallo de apio
50 g de espinacas

½ pepino
5 ramitas de perejil
1 trocito de jengibre

¿Cómo vas a prepararlo?

Lava bien la manzana y el pepino, o pélalos si no proceden de cultivos ecológicos. Retira el corazón de la manzana y las semillas del pepino. Asegúrate de que el tallo de apio no contiene fibras. Lava las espinacas y las ramas de perejil y sécalas bien con un paño de cocina. Corta un trozo pequeño de raíz de jengibre.

Añade todos los ingredientes a tu licuadora o extractor y disfruta de tu zumo.

➡ El perejil ha estado siempre presente en las cocinas, pero sobre todo como aderezo o incluso como elemento decorativo. Sin embargo, tiene propiedades que lo hacen merecer un reconocimiento mayor. Tiene un alto contenido en hierro, además de otros minerales, y en vitamina C. Si añades perejil a tus zumos, aprovecharás sus propiedades diuréticas, digestivas y antioxidantes.

➡ Hoy en día se puede encontrar fácilmente jengibre fresco en las fruterías o en los supermercados. Esta raíz da un toque picante a los zumos. Empieza añadiendo una cantidad pequeña para acostumbrarte a su sabor si te parece un poco "difícil" al principio.

Antioxidante

¿Qué necesitas?

1 manzana
2 mandarinas
½ tallo de apio

1 zanahoria
½ pepino
1 cucharadita de polen de abeja

¿Cómo vas a prepararlo?

Si los ingredientes proceden de cultivo ecológico, lávalos bien. Si no es así, es mejor pelarlos. Quita el corazón de la manzana, las semillas del pepino y las fibras del apio. Pela las mandarinas y pártelas por la mitad.

Coloca todos los ingredientes en la licuadora o el extractor. Vierte el licuado en un vaso y añade la cucharadita de polen.

➡ Las mandarinas están presentes en las fruterías durante todo el otoño y el invierno. En esta época de resfriados puede ser interesante su aportación de vitamina C. Pero aparte de esta propiedad más conocida, la mandarina aporta otros beneficios: pocos azúcares, mucho potasio y ácido fólico, propiedades antioxidantes…

➡ Si no es tiempo de mandarinas, puedes sustituirlas por una naranja o incluso por un limón o un pomelo. Estas frutas pertenecen al grupo de los cítricos y comparten muchas propiedades.

Zumos que dan energía

Depurador y estimulante

¿Qué necesitas?

1 pepino   1 tallo de apio
1 tallo de hinojo   unas hojas de menta
un trozo de raíz de jengibre

¿Cómo vas a prepararlo?

Lava o pela los ingredientes, según si proceden o no de cultivo ecológico. Quita las semillas del pepino y las fibras del apio y del hinojo.

Coloca todos los ingredientes en la licuadora o el extractor. Puedes licuar también el jengibre o rallarlo después una vez preparado el zumo.

➡ El hinojo tiene un largo historial como recurso utilizado para calmar los trastornos digestivos. Esta planta aromática es también depurativa, antioxidante y estimulante.

➡ Este zumo no contiene ninguna fruta. Como es muy poco dulce, es recomendable sobre todo para personas acostumbradas a los zumos verdes e ideal para diabéticos o quienes deseen limitar la ingestión de azúcares. Más que energía instantánea, este zumo te aporta una dosis revitalizadora que se irá liberando poco a poco.

Zumos para mejorar tu salud

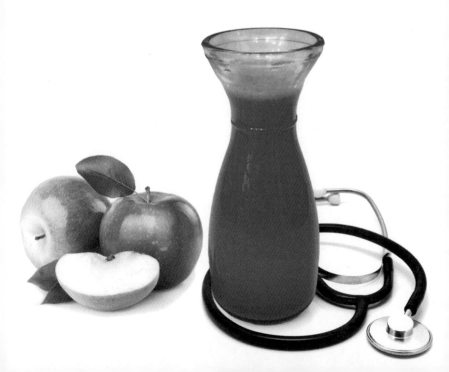

¿Sueles tener digestiones pesadas? ¿Sufres de jaquecas a menudo? ¿Tienes tendencia a retener líquidos? ¿Crees que a tus riñones les convendría una ayudita para depurar toxinas de tu organismo? Los zumos de este apartado pueden ser pequeños remedios para ayudarte a mejorar tu salud.

Elige los zumos que se ajusten más a los problemillas de salud que sufres con frecuencia e intenta tomarlos con cierta regularidad para comprobar sus efectos. Será un primer paso hacia una mayor concienciación sobre lo que le conviene a tu organismo. Sentirte bien físicamente te ayudará a estar mejor en todos los sentidos.

Ten en cuenta que no es conveniente abusar de zumos depurativos o desintoxicantes. En este caso, como en casi todos, hay que encontrar la justa medida.

Para problemas estomacales

¿Qué necesitas?

2 rodajas de piña   ¼ de col rizada
una pizca de canela

¿Cómo lo vas a preparar?

Quita la corteza de la piña y retira también la parte más dura del centro de la fruta. Lava las hojas de col rizada y sécalas ligeramente con un paño de cocina.

Coloca los dos ingredientes troceados en la licuadora o el extractor de zumos.

➡ Este zumo aprovecha las propiedades beneficiosas de la col rizada sobre las mucosas del estómago. Además, esta clase de col es poco calórica y todavía menos grasa, por lo que es una buena elección cuando se quiere perder peso.

➡ Si te parece que este zumo tiene un sabor demasiado ácido a pesar del toque aromático que le da la canela, puedes añadirle una cucharadita de azúcar o de miel. Si prefieres una textura más espesa, prepáralo en forma de batido. En ese caso habrá que añadirle un poco más de líquido.

Hidrátate

¿Qué necesitas?

1 y ½ pepino   1 limón

unas hojas de menta

¿Cómo lo vas a preparar?

Pela el pepino o lávalo si es de cultivo ecológico y te gustan los zumos de sabor y color más intensos. Pela el limón o pártelo por la mitad, según si vas a licuarlo o exprimirlo.

Licua el pepino troceado y las hojas de menta con la licuadora o el extractor de zumos. Mezcla el zumo que has obtenido con el jugo exprimido del limón.

Decora el zumo con unas hojas de menta.

➡ El apio un vegetales con una larga lista de propiedades beneficiosas para la salud. Además, tiene un alto contenido de agua. Por eso suele estar presente en muchos zumos verdes. En este zumo se aprovecha su función diurética y depuradora. Si lo tomas como batido, aprovecharás también la fibra y mejorarás la función intestinal.

➡ Este zumo es muy refrescante de por sí, tanto por la presencia de pepino como por la del limón. En verano, puedes prepararlo en forma de batido reduciendo un poco las proporciones (1 pepino y ½ limón, aproximadamente) y añadiéndole unos cubitos de hielo. Si eliges el batido, haz el jugo de limón con la exprimidora convencional y bate el pepino y la menta.

Feliz digestión

¿Qué necesitas?

1 tallo de apio
1 trozo de jengibre fresco

1 rodaja de piña

¿Cómo lo vas a preparar?

Lava el apio y retira la parte más fibrosa. Quita la cáscara y la parte central de la piña. Pela y trocea el jengibre fresco. Licua todos los ingredientes en la licuadora o extractor de zumos.

➡ Las propiedades digestivas de la piña tienen mucho que ver con la presencia de una enzima llamada bromelina. Ayuda a evitar problemas de digestión lenta y formación de gases, y también contribuye a una mejor asimilación de los nutrientes. Elige la piña en su punto de maduración, ya que si está verde tiene mayor acidez.

➡ Si quieres un zumo más refrescante, vierte el zumo en el vaso de la batidora y añade unos cubitos de hielo. Tómalo despacito para disfrutar de todo su frescor.

Contra la retención de líquidos

¿Qué necesitas?

½ pomelo

5 hojas de lechuga

1 tallo de apio

½ pera

¿Cómo lo vas a preparar?

Lava las hojas de lechuga y sécalas suavemente con un paño de cocina. Lava el apio y retira las fibras más gruesas. Pela la pera o lávala si es de cultivo ecológico, y quita las semillas. Pela el pomelo.

Trocea todos los ingredientes y pásalos por la licuadora o el extractor de zumos.

➡ Hay muchas clases de lechuga: romana, iceberg, batavia, trocadero, lollorosso, cogollos... Elijas la variedad que elijas, fíjate en que las hojas estén firmes, y lávala bien antes de preparar el zumo. Un consejo: elige las variedades de color más intenso aunque tengan un sabor más amargo, ya que contienen más clorofila, nutrientes y antioxidantes.

➡ Tanto el apio como el pomelo y la lechuga aportan mucha agua y pocas calorías a este zumo. Como contrapunto, la pera tiene una proporción más alta de carbohidratos y añade un punto de dulzor al conjunto.

Mireille Louet

Piernas ligeras

¿Qué necesitas?

2 rodajas de piña   ½ lechuga
unas hojas de menta

¿Cómo lo vas a preparar?

Lava las hojas de lechuga y sécalas suavemente. Quita la corteza de la piña y retira también la parte más dura del centro. Licua la piña y la lechuga en la licuadora o el extractor de zumos. Añade las hojas de menta para decorar el zumo.

➥ La suavidad de la lechuga compensa la acidez que puede tener la piña y de la que no conviene abusar para proteger el esmalte dental. Si eliges zumos diuréticos, depurativos o contra la retención de líquidos, recuerda que debes alternarlos con otros tipos de zumos para que realmente resulten beneficiosos para tu organismo.

➥ ¿Te animas a cultivar tus propias lechugas? Apenas necesitas espacio y requieren pocos cuidados. Te bastará con unas macetas o jardineras en una terraza o balcón. Aunque si quieres dar un paso más puedes buscar alguna de las opciones de huertos urbanos.

Vitamina C verde

¿Qué necesitas?

2 kiwis ½ lechuga

¿Cómo lo vas a preparar?

Pela los kiwis y trocéalos. Separa las hojas de la lechuga, lávalas y sécalas con suavidad. Pasa estos ingredientes por el extractor de zumo o la licuadora.

➡ El kiwi está presente hoy en todas las fruterías y en la mayoría de las casas. Pero no hace tantos años que esta fruta originaria de China se popularizó en todo el mundo. La presencia de vitamina C es parte de su carta de presentación: basta con tomar un kiwi al día para cubrir las necesidades diarias de un adulto de esta vitamina. Además, en este zumo se le suma la vitamina C de la lechuga.

➡ Si quieres dar un toque especial a tu zumo de vitamina C verde, añádele un poco de hielo picado y decóralo con una rodaja de kiwi y unas hojas del cogollo de la lechuga. También puedes preparar este zumo en la batidora, para aprovechar toda la fibra de sus ingredientes.

Para regular el azúcar

¿Qué necesitas?

1 chirivía

2 trozos de brócoli

1 manzana

¿Cómo lo vas a preparar?

Pelar la chirivía y trocearla. Pelar la manzana y quitar la parte del corazón. Lavar bien el brócoli. Pasar todos los ingredientes por la licuadora o el extractor de zumos.

➡ ¿No sueles tomar mucho brócoli? No dejes escapar la larga lista de beneficios que puede aportar a tu salud, sobre todo si lo tomas en crudo. Añadir brócoli a tu dieta ayudará a tu salud circulatoria, cardiovascular y, especialmente, a controlar y regular el nivel de azúcar en la sangre. ¿Te has convencido ya?

➡ Si se prepara este zumo con la batidora, conviene añadirle un poco de agua o de hielo para que la textura no sea tan espesa. Si aumentas ligeramente las cantidades indicadas, tras añadir el líquido obtendrás dos batidos. Puedes conservar uno de ellos en la nevera, en un recipiente de cristal tapado y preferiblemente protegido de la luz.

Un hígado en forma

¿Qué necesitas?

1 zanahorias
½ pepino
unas ramas de perejil

1 manzana
unas hojas de diente de león

¿Cómo lo vas a preparar?

Pela las zanahorias, el pepino y la manzana o lávalos abundantemente si son de cultivo ecológico. Retira las semillas del pepino y el corazón de la manzana. Lava las hojas de dientes de león.

Licua todos los ingredientes en el extractor de zumos o la licuadora.

➡ Las hojas de diente de león son un buen ingrediente para los zumos verdes. Es un vegetal tonificante, diurético y purificante, entre otras propiedades saludables. Se recomienda cuando el hígado está congestionado y conviene estimular la producción de bilis.

➡ ¿Quieres convertir este zumo en un desayuno más completo? Prepáralo en forma de batido y añádele un yogur natural (del tipo que suelas tomar: desnatado, probiótico, de soja…). O, si lo prefieres, una taza de té verde. Además, ayudarás a tu hígado a recuperarse de los excesos de la noche anterior.

Zumos para mejorar tu salud

Estimular el sistema linfático y circulatorio

¿Qué necesitas?

1 zanahoria

1 puñado de espinacas

unas hojas de romero

1 tallo de apio

1 manzana

unas hojas de orégano

¿Cómo lo vas a preparar?

Pela las zanahorias y la manzana o lávalos abundantemente si son de cultivo ecológico. Retira el corazón de la manzana. Lava el apio y quítale las fibras. Lava las hojas de espinacas y sécalas suavemente.

Introduce todos los ingredientes en la licuadora o el extractor de zumos, añadiendo también las hierbas aromáticas.

➡ Al condimentar este zumo con un poco de orégano y romero fresco, le darás un toque diferente y muy aromático. Además, le añadirás las propiedades estimuladoras del sistema linfático y circulatorio.

➡ Si prefieres preparar este zumo en la batidora, pon todos los ingredientes excepto la manzana. Aparte, prepara en la licuadora o el extractor un zumo de tres manzanas y añádelo al batido para que sea más líquido. Puedes conservar el zumo que no tomes en un bote de cristal tapado en frigorífico; para protegerlo de la luz, envuelve el bote con papel de aluminio, por ejemplo.

Adiós toxinas

¿Qué necesitas?

2 naranjas

3 cucharadas de brotes germinados de brócoli

1 cucharadita de algas en polvo

¿Cómo lo vas a preparar?

Pela las naranjas y córtalas a trozos. Pasa la naranja y los brotes germinados por la licuadora o el extractor de zumos. Cuando tengas el zumo preparado, añade las algas en polvo y remueve bien.

➡ Las algas marinas tienen muchas aplicaciones en la cocina, ya que son muy saludables. Actualmente no son difíciles de encontrar en los establecimientos de dietética. Una buena forma de incorporarlas a tu dieta consiste en añadir una cucharadita de polvo de algas a tus zumos. Además de añadirles una buena dosis de hierro, calcio, yodo, potasio y vitaminas, te servirán para regular la función intestinal y, sobre todo, para eliminar toxinas.

➡ Dos algas muy utilizadas para añadirlas en forma de polvo a zumos y batidos son la chlorella y la espirulina. El alga chlorella tiene un contenido altísimo de clorofila y ayuda a fortalecer el sistema inmunitario. La espirulina es de un color más azulado, pero cuenta igualmente con una presencia elevada de clorofila, y es muy eficaz para recuperar la energía y la vitalidad.

Mireille Louet

Contra las migrañas

¿Qué necesitas?

1 manzana	1 puñado de espinacas
1 brote de brócoli	1 rodaja de pepino
1 rodaja de limón	1 trocito de jengibre

¿Cómo lo vas a preparar?

Pela la manzana y quítale las semillas y el corazón. Pela el pepino y retira las semillas. Lava las espinacas y el brócoli. Quita la piel del pepino, del limón y del jengibre. Como siempre, si las frutas y los vegetales son de cultivo biológico, puedes conservar la piel y simplemente lavarlos con agua abundante.

Coloca todos los ingredientes troceados en la licuadora o el extractor de zumos.

➡ Este zumo hidratante, vitamínico y rico en magnesio mejora la circulación de la sangre y regula los niveles de azúcar. Es una auténtico cóctel de vitaminas (A, B, C y E), y minerales (potasio, hierro, magnesio) además de ácido fólico, aminoácidos y antioxidantes. ¡Y, por supuesto, clorofila!

➡ Si quieres aumentar el poder de combatir el dolor de cabeza de este zumo, siéntate en algún lugar silencioso y con poca luz y tómalo a sorbos pequeños. Practicar alguna técnica suave de relajación o darte un automasajecraneal pueden ayudar también a aliviar las molestias de la jaqueca.

Zumos para mejorar tu salud

Contrarrestar la anemia

¿Qué necesitas?

3 ramilletes de brócoli 1 zanahoria
1 naranja

¿Cómo lo vas a preparar?

Limpia los ramilletes de brócoli, lávalos y déjalos escurrir. Pela las zanahorias (o lávalas si proceden de cultivo ecológico) y trocéalas. Pela la naranja y pártela en trozos.

Licua todos los ingredientes. Si prefieres un zumo más suave, exprime la naranja aparte en un exprimidor convencional y mezcla el jugo con el licuado de brócoli y zanahoria.

➦ El brócoli tiene un contenido muy alto de hierro, un mineral esencial para combatir la anemia. Por su parte, las zanahorias ayudan a aumentar el número de glóbulos rojos. La naranja aporta vitamina C. Un cóctel revitalizante ideal.

➦ ¿Quieres dar un toque distinto a tu zumo de naranja? Cuando sea temporada, elige la variedad de naranjas sanguinas. Su pulpa de color rojizo da al zumo un color característico... sin perder las beneficiosas propiedades de esta fruta, claro está.

Mireille Louet

Combatir el estreñimiento

¿Qué necesitas?

Una rodaja de piña   Un tallo de apio
½ pepino

¿Cómo lo vas a preparar?

Quita la corteza y la parte más dura del centro de la piña. Lava el tallo de apio, trocéalo y retira las fibras más gruesas. Lava el pepino (puedes utilizar un cepillo y agua abundante) o pélalo y quita las semillas.

Introduce la piña, el apio y el pepino en la licuadora o el extractor de zumos. Y disfruta de tu zumo verde.

- -

➥ Tanto la piña como el apio y el pepino tienen reconocidas propiedades diuréticas y desintoxicantes. Si quieres sacar todo el partido a la fibra que contienen estos tres ingredientes, prepara el zumo en la batidora. Puedes rebajarlo con un poco de licuado de manzana o kiwi, con zumo de naranja o simplemente con agua.

- -

➥ Las propiedades diuréticas del zumo aumentan si se toma en ayunas. Si sufres habitualmente de estreñimiento, prueba a tomarlo durante algunos días. Cuando notes mejoría, intercálalo con otros zumos.

- -

Mejorar la función hepática

¿Qué necesitas?

½ pepino   4 zanahorias
1 tallo de apio

¿Cómo lo vas a preparar?

Lava bien el pepino para poder aprovechar las propiedades de la piel, retira las semillas y trocéalo. Lava las zanahorias y córtalas a trozos. Finalmente, lava y trocea también el tallo de apio.
Pásalo todo por la licuadora o por el extractor de zumos.

➡ Este zumo es perfecto para tomar cuando el hígado ha tenido trabajo extra por una comida abundante o más potente. Si cenaste más de lo habitual, puedes tomarlo a la mañana siguiente, como desayuno para empezar el día con un extra de vitaminas y minerales, y una ayudita para tu hígado.

➡ Si compras las zanahorias en manojo, puedes lavar bien las hojas y aprovecharlas también para tus zumos. En cuanto al apio, las hojas son muy aromáticas. Si prefieres los zumos suaves y con apenas un toque de apio, es mejor que licues solamente el tallo. Eso sí, si no son los tallos de la parte interior, quítales las fibras más gruesas. Los tallos interiores son más blancos y tiernos, pero no por eso tienen más propiedades. Resérvalos para decorar tu zumo y mordisquearlos entre sorbo y sorbo.

Eliminar toxinas

¿Qué necesitas?

1 raíz de remolacha   1 tallo de apio
1 manzana   1 puñado de espinacas
1 trocito de raíz de jengibre

¿Cómo lo vas a preparar?

Lava bien el apio y la remolacha y trocéalos. Lava también las hojas de espinacas y déjalas escurrir para eliminar el agua o sécalas suavemente con un paño de cocina. Lava la manzana y retira el corazón. Pela y trocea el jengibre.

➡ Si no tienes costumbre de tomar zumos con remolacha, puede sorprenderte el intenso color que da este ingrediente. Precisamente este pigmento, llamado betalaína, le aporta interesantes propiedades depurativas y antioxidantes. Eso sí, tiñe fácilmente. Posiblemente lo comprobarás en tus manos y en tu orina.

➡ Puedes incorporar el ingrediente al licuar o al batir con el resto de los ingredientes o, si lo prefieres, puedes añadirlo al final rallándolo sobre tu vaso de zumo. En los dos casos podrás aprovechar sus beneficios sobre la flora intestinal, el proceso digestivo y la circulación. Además, aseguran que estimula la producción de endorfinas.

Reforzar el sistema inmunológico

¿Qué necesitas?

1 pera

1 trozo de jengibre

unas hojas de maría luisa

1 limón

unas hojas de tomillo

1 cucharada de miel

¿Cómo lo vas a preparar?

Lava la pera, trocéala y quita las semillas. Quita la piel y las semillas del limón. Prepara una infusión con las hojas de tomillo y de maría luisa y déjala enfriar.

Pasa por la licuadora o el extractor de zumo la pera, el limón y la raíz de jengibre fresco. Mezcla el jugo con la infusión y añádele una cucharada de miel.

➡ La maría luisa o hierbaluisa es una planta medicinal que desprende un agradable aroma de limón. Se suele tomar para facilitar la digestión, pero también ayuda en casos de infecciones respiratorias. El tomillo le añade otras propiedades interesantes, ya que desinfecta las vías respiratorias y calma el dolor de garganta.

➡ Si te sueles decantarte por los remedios naturales, puedes completar la acción antivírica de este zumo añadiéndole unas gotas de extracto de equinácea. Tómalo cuando llegue la época de los resfriados.

Zumos para mejorar tu salud

Un toque exótico para depurar el organismo

¿Qué necesitas?

1 tajada de melón
¼ de papaya

1 rodaja de piña

¿Cómo lo vas a preparar?

Pela las tres frutas. Retira las pepitas del melón y la papaya. Quita la parte central de la piña, que es más dura.

Licua los tres ingredientes troceados en la licuadora o en el extractor de zumos.

➡ La papaya es una fruta tropical con muchas propiedades. Contiene mucha vitamina C y también carotenos. Como contrapartida, apenas aporta grasas y muy pocas calorías. Es una fruta muy digestiva. Al combinarla con el melón y la piña, el resultado es un zumo de sabor suave y agradable, poco calórico.

➡ Anímate a probar la versión de batido de este zumo. La pulpa te aportará fibra, que hará que el zumo resulte más saciante y actuará sobre tu sistema digestivo. Si te parece que la textura es demasiado espesa, añádele agua fresca a tu gusto.

Zumos para mejorar tu salud

Buena digestión

¿Qué necesitas?

1/2 pepino

1 tallo de hinojo

unas hojas de menta

1 /2 tallo de apio

1 trozo de raíz de jengibre

¿Cómo lo vas a preparar?

Pela o lava el pepino y quítale las semillas. Lava también los tallos de apio y de hinojo. Pela la raíz del jengibre. Pasa todos los ingredientes troceados por la licuadora o el extractor de zumo: el pepino, el apio, el hinojo, el jengibre y las hojas de menta. Puedes decorar el zumo con un par de hojas de menta.

➡ La menta es una hierba medicinal muy aromática y rica en vitaminas y minerales. Sus hojas de color verde intenso contienen mucha clorofila. Tanto la menta como el hinojo son muy digestivos y tienen propiedades calmantes. Además, el apio y el pepino son desintoxicantes y diuréticos.

➡ En conjunto, el zumo apenas aporta azúcares porque no contiene frutas. Por eso es ideal para personas con de diabetes o que están siguiendo dietas estrictas de control de peso.

Para mejorar el tránsito intestinal

¿Qué necesitas?

2 kiwis

1 puñado de espinacas

1 manzana

½ limón

¿Cómo lo vas a preparar?

Pela los kiwis y trocéalos. Lava la manzana (o pélala si no proceden de cultivo ecológico) y quita la parte del corazón. Lava las espinacas y déjalas escurrir bien. Pela el limón.

Pasa todos los ingredientes por la licuadora o el extractor de zumo.

➡ La manzana es un alimento con un sinfín de propiedades. Contiene vitaminas (C y B) y minerales (calcio, fósforo y potasio), además de fibra. Es diurética y depuradora, y tomada con piel ayuda a aliviar el estreñimiento.

➡ Uno de los trucos para combatir el estreñimiento tiene que ver con el reloj. Lo ideal es acostumbrar al cuerpo a ir al baño cada día a la misma hora. Escucha tu cuerpo y verás cuál es el mejor momento. Olvídate de las prisas y los nervios por un rato, y ayúdate con algún gesto tan sencillo como un zumo rico en fibra.

Reforzar las defensas

¿Qué necesitas?

2 zanahorias

1 tallo de apio

un troco de raíz de jengibre

unas hojas de espinacas

unas hojas de perejil

¿Cómo lo vas a preparar?

Lava las espinacas y déjalas escurrir o sécalas con un paño de cocina. Pela las zanahorias o lava bien la piel si son de cultivo ecológico. Lava el apio y retira las fibras más gruesas. Pela y corta la raíz de jengibre.

➡ Las hojas de perejil son muy ricas en clorofila y en vitamina C. Gracias a ello es una buena ayuda para fortalecer el sistema inmunitario y prevenir los resfriados, las alergias o las infecciones.

➡ Anímate a tener tu maceta de perejil en casa. No ocupará mucho espacio y lo tendrás siempre a mano. Puedes hacer lo mismo con la menta y con otras plantas aromáticas como el tomillo o la hierbaluisa. Si tienes poco espacio, elige las que más sueles utilizar.

Recetas verdes: zumos que aportan equilibrio

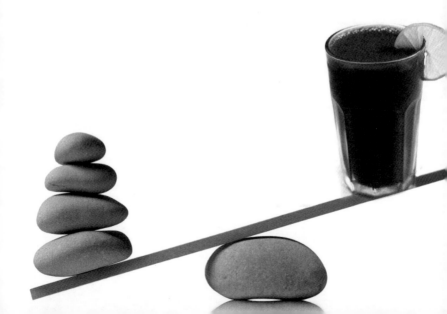

¿Eres una persona inquieta y nerviosa? ¿Estás pasando por una época especialmente intranquila? ¿Sientes que tu estado de ánimo es constantemente de inquietud? ¿Te cuesta encontrar un momento de sosiego o recuperar la calma?

Algunas combinaciones de vegetales y frutas pueden ser un buen aliado para ti en estos momentos. Tómalas a cualquier hora del día para probar sus beneficios. En tu vida laboral, personal o familiar, te servirán para mantener la calma y la concentración.

Si eliges alguna de las propuestas que son especialmente adecuadas para tomarlas antes de acostarte comprobarás como lograr un descanso reparador es un paso esencial para ganar equilibrio.

Mireille Louet

Calma tus nervios

¿Qué necesitas?

4 hojas de lechuga   1 manzana
1 tallo de apio

¿Cómo vas a prepararlo?

Lava la lechuga y sécala con un paño de cocina. Pela la manzana o lávala simplemente si es de cultivo ecológico, y quítale el corazón. Corta a trozos el tallo de apio y comprueba que no quedan fibras.

Pasa todos los ingredientes por la licuadora y toma tu zumo poco a poco.

➡ La lechuga tiene propiedades diuréticas y ayuda a mejorar la circulación. Pero además tiene un efecto sedante. Por eso es adecuada para los zumos que se preparan con la intención de calmar los nervios o ayudar a conciliar el sueño. Un ingrediente ideal, gracias a su composición: vitamina A y C, ácido fólico, potasio, calcio, fósforo, selenio y bromo.

➡ Si te cuesta dormir por las noches, prueba con algunos pequeños trucos que pueden ayudarte. Por ejemplo, es preferible que mantengas un horario regular y acostumbres a tu cuerpo a entrar en "modo descanso" a la misma hora cada día. Fija una hora que te resulte cómoda y posible, e intenta respetarla al máximo, sobre todo en los primeros días. Al fin y al cabo es bastante cierto que somos "animales de costumbres".

Calma refrescante

¿Qué necesitas?

1 mango   1 pomelo

1 manojo de espinacas

¿Cómo vas a prepararlo?

Lava las hojas de espinacas para que no quede en ellas nin-gún resto de tierra o arenilla. Sécalas con un paño de cocina. Pela el mango y el pomelo y trocéalos.

Pasa todos los ingredientes troceados por la licuadora o el extractor de zumos. Si prefieres el zumo de pomelo exprimi-do, pártelo por la mitad y utiliza un exprimidor tradicional. Lue-go, mezcla los dos zumos, el licuado de mango y espinacas y el jugo de pomelo.

➡ Consumir las espinacas en crudo es una forma de absorber mejor sus nutrientes, y aún más si se toman en forma de zumo. Seguramente su propiedad más popular sea el alto contenido de hierro, pero no podemos olvidar que es un buen protector ante los problemas estomacales. Y no dejaremos de mencionar su contenido en vitamina A y en antioxidantes.

➡ Si quieres potenciar el efecto relajante de tu zumo, resérvate cinco minutos para saborearlo con calma. Siéntate en una silla cómoda, coloca la espalda recta y entrecierra los ojos. Trae a tu mente el recuerdo de al-guna experiencia relajante que hayas tenido hace poco. Intenta mantener la visualización de esta imagen mientras vas tomando tu zumo sorbo a sorbo.

Tranquilízate

¿Qué necesitas?

2 kiwis

5 hojas de lechuga

1 puñado de espinacas

1 cucharada de miel

¿Cómo vas a prepararlo?

Pela el kiwi y pártelo a trozos. Lava las espinacas y la lechuga, y sécalas con un paño de cocina. Introdúcelo todo en la licuadora o el extractor de zumos y añade al jugo resultante la cucharadita de miel. Remueve despacio para que la miel quede bien incorporada al zumo.

➡ Los ingredientes de este zumo forman un cóctel potente de vitaminas y minerales que tu organismo te agradecerá, sobre todo en situaciones de estrés. Además, la lechuga añade sus propiedades sedantes para asegurar el toque tranquilizante. La miel suaviza la acidez del pomelo y es un buen aliado para la garganta.

➡ Si quieres conciliar bien el sueño, empieza con tu ritual nocturno un rato antes de acostarte. Prepararte el zumo puede ser parte de esta rutina vespertina que irá indicando a tu cuerpo y a tu mente que se acerca el momento de desconectar y descansar. Toma un baño, lee un poco, mantén una conversación relajante… y termina con tu zumo. ¡Feliz descanso!

Da reposo a la mente

¿Qué necesitas?

4 zanahorias

1 pepino

1 tallo de apio

unas hojas de perejil

¿Cómo vas a prepararlo?

Pela los vegetales o simplemente lávalos con agua abundante si son de origen ecológico. Si prefieres un sabor más suave, pela el pepino y retírale las semillas. Elimina también las fibras más gruesas del apio.

Introduce todos los ingredientes de este zumo troceados en la licuadora. Y disfruta de tu momento de relax.

- -

➡ Si quieres que tu zumo tenga una textura más suave, pásalo por un colador. Puedes tomarlo a cualquier hora del día, aprovechando un momento de descanso para dar reposo a tu mente. Para comprobar mejor sus efectos, tómalo durante varios días preferiblemente a la misma hora.

- - - - - - - - - - - - - - - - -

➡ Mientras tomas tu zumo y sientes que tu organismo se llena de todos los nutrientes que te aportan, aprovecha para pensar en positivo. Si no te cuesta localizar pensamientos optimistas, deja que vayan pasando por tu mente mientras bebes tu zumo. Si no te resulta tan fácil, puedes anotarlos en una libreta o en varias hojas de papel y leerlos mientras tanto.

- -

Recetas verdes: zumos que aportan equilibrio

Mireille Louet

Zumo antiansiedad

¿Qué necesitas?

¼ de col   2 zanahorias
1 cabeza de hinojo

¿Cómo vas a prepararlo?

Trocea la col y el hinojo. Pela las zanahorias o lávalas solamente si proceden de cultivo ecológico. Pasa todos los ingredientes troceados por la licuadora. Si quieres suavizar el resultado, añade un poco de agua.

➥ El hinojo está especialmente indicado para tratar las molestias digestivas causadas por la ansiedad. Los fitonutrientes de la col también son útiles para combatir la agitación y el nerviosismo.

➥ Aunque no es sencillo calmar una mente agitada, algunos pequeños gestos pueden ayudar. Prueba a tumbarte en el suelo, con los brazos ligeramente separados del cuerpo y las piernas un poco abiertas. Coloca tu mano justo debajo del ombligo y observa tranquilamente tu respiración. No te esfuerces por controlarla. Simplemente siéntela y sentirás como se va apaciguando, y eso ayudará a tranquilizar también a tu mente.

Equilibrio especiado

¿Qué necesitas?

4 zanahorias
una pizca de cúrcuma en
polvo

¼ de col

¿Cómo vas a prepararlo?

Lava la zanahoria con un cepillo debajo del grifo o pélala si no procede de cultivo ecológico. Trocea la col. Licúa estos dos ingredientes y añade al zumo que has obtenido una pizca de cúrcuma. Remueve bien para que se integre todo.

➡ La cúrcuma es una especia de color amarillo intenso originaria de Asia. Al añadirla al zumo aprovechamos todos sus nutrientes, además de darle un color especial. Su sabor en el zumo puede sorprender al principio. Aunque la zanahoria ya da dulzor a este zumo, puedes añadirle una cucharadita pequeña de miel.

➡ Deja que el color intenso de la cúrcuma capte toda tu atención al preparar este zumo. Los escasos minutos que te llevará prepararlos pueden tener un intenso poder relajante si desconectas tu mente de todo cuanto la rodea durante el día. Olvida las preocupaciones, el teléfono, las obligaciones… y disfruta al máximo de estos instantes. Volverás a tu día a día con el ánimo más sereno.

Recetas verdes: zumos que aportan equilibrio

Descansa y concilia el sueño

¿Qué necesitas?

½ lechuga   2 manzanas
½ limón

¿Cómo vas a prepararlo?

Limpia la lechuga y seca bien sus hojas con un paño o con una centrifugadora. Lava las manzanas (o pélalas si no son de cultivo ecológico) y quítales el corazón. Introduce estos dos ingredientes en la licuadora.

Parte el limón y pélalo si vas a añadirlo a licuadora. Si prefieres un exprimidor convencional, prepara el zumo de limón y añádelo al final.

➥ La cantidad de manzanas dependerá del tamaño de la fruta que hayas elegido. Ten en cuenta que la mayor parte del líquido de este zumo procede justamente de la manzana. Cambia de variedad de manzana según la temporada o la proximidad.

➥ La luz y la temperatura de tu dormitorio pueden influir en tu manera de dormir. Si notas que no descansas lo suficiente, te despiertas a menudo o te cuesta conciliar el sueño, dedica unos minutos a pensar en estos dos aspectos. Aunque no sea necesario estar totalmente a oscuras, el exceso de luz (que a veces viene de la calle o de otras habitaciones) no ayuda a descansar. Lo mismo sucede con la temperatura. La habitación debe estar templada, sin que haga demasiado calor.

Abandónate...

¿Qué necesitas?

2 kiwis

½ limón

1 manzana

5 hojas de lechuga

¿Cómo vas a prepararlo?

Pela los kiwis. Pela la manzana (o lávala si sabes que es de cultivo ecológico) y quítale el corazón. Pela y trocea el limón si vas a preparar su zumo en la licuadora o simplemente pártelo por la mitad si vas a exprimirlo. Lava las hojas de lechuga y sécalas un poco antes de preparar el zumo.

Pasa los ingredientes por la licuadora. Si has exprimido el limón, añade su zumo al final.

➡ Seguramente la propiedad más conocida del kiwi es su alto contenido de vitamina C. Pero además esta fruta es ideal para reducir el estrés y los estados de nervosismo. Mantener a raya la tensión es una buena forma de ganar en bienestar general, empieza probando con este zumo suave y de sabor agradablemente dulce.

➡ Una pequeña fruta, como el kiwi, tiene muchas propiedades. Y un pequeño gesto puede tener también un gran poder. Si necesitas calmar tu mente, coloca el pulgar en la palma de la mano y cierra los restantes dedos a su alrededor, como si no quisieras dejar que se escape. No hagas mucha fuerza y respira tranquilamente. Un extra de relax para tu zumo tranquilizante.

Un toque de hierbabuena para relajarte

¿Qué necesitas?

1/2 mango

2 peras

1 kiwi

unas hojas de hierbabuena

¿Cómo vas a prepararlo?

Pela el mango y el kiwi y córtalos a trozos. Lava las peras (o pélalas si no son de cultivo ecológico) y quita las semillas. Licua todos los ingredientes y decora el zumo con unas hojas de hierbabuena.

➡ Si prefieres un zumo más líquido puedes añadirle un poco de agua, aunque sin llegar a diluirlo demasiado. Las hojas de hierbabuena añaden propiedades relajantes a este zumo, ya que esta hierba aromática ayuda a combatir tanto los estados nerviosos como los trastornos digestivos o respiratorios que pueden llevar asociados.

➡ Cultiva tu hierbabuena en una maceta y corta las hojas justo cuando vayas a utilizarlas. Verás qué perfume tan intenso desprenden. Además es una buena manera de llevar un trocito de naturaleza a tu cocina.

Adiós, insomnio

¿Qué necesitas?

2 manzanas

5 hojas de lechuga

1 puñado de espinacas

½ lima

¿Cómo vas a prepararlo?

Lava las hojas de espinacas y de lechuga, y sécalas con un paño de cocina. Pela las manzanas (o simplemente lávalas bien si proceden de cultivo ecológico) y quita la parte del corazón. Pela y trocea la lima.

Introduce todos los ingredientes en la licuadora. Puedes añadir a tu vaso de zumo una rodaja de lima como decoración.

➡ La lima tiene un sabor más ácido e intenso que el limón. Este cítrico tiene también grandes propiedades desintoxicantes y antibióticas. Al añadirlo a este zumo, le da un toque de sabor que destaca sobre la suavidad de la lechuga y las manzanas. Puedes preparar este cóctel de vitaminas, minerales y fitonutrientes también como batido.

➡ Si bien el ejercicio es un gran aliado para combatir el estrés y mantener la ansiedad bajo control, no es aconsejable practicar una actividad física intensa dos horas antes de acostarse. Si te cuesta dormir, es especialmente recomendable que vayas bajando progresivamente el ritmo de tus actividades.

Cóctel para soñar

¿Qué necesitas?

2 rodajas de piña
½ tallo de apio

4 hojas de lechuga
8-10 granos de uva

¿Cómo vas a prepararlo?

Quita la cáscara de la piña y retira también la parte más dura del centro. Lava los granos de uva y retira las pepitas. Lava las hojas de lechuga y sécalas bien. Lava y corta el apio, y elimina las fibras más gruesas.

Pasa todos los ingredientes por la licuadora.

➡ Este cóctel tiene un alto contenido de vitamina C y de magnesio, un mineral que está considerado un tranquilizante natural. Si aumentas la dosis de magnesio en tu dieta, no te será preciso recorrer a suplementos en forma de comprimidos.

➡ No dejes que el momento de preparar tu zumo se convierta en un estresante más de tu vida diaria. Planifica los zumos que vas a tomar como mínimo a tres o cuatro días vista y compra los ingredientes que necesites. No tendrás excusa para no prepararlos y te sentarán mejor que si tienes que correr constantemente a buscar sus ingredientes.

Combate el estreñimiento

¿Qué necesitas?

½ tallo de apio
5 hojas de lechuga
una pizca de estragón

½ hinojo
2 rodajas de piña

¿Cómo vas a prepararlo?

Limpia el apio y el hinojo y trocéalos de manera que al licuarlos no queden fibras. Lava las hojas de lechuga y sécalas. Quita la cáscara y la parte dura central de la piña. Añade todos los ingredientes troceados a la licuadora.

Condimenta el zumo con una pizca de estragón.

➥ El estragón suele utilizarse como condimento y también como hierba medicinal. Además de combatir el estreñimiento y mejorar la digestión, tiene también propiedades relajantes por lo que resulta adecuado para tomarlo antes de acostarse.

➥ Para relajarse y preparar el cuerpo para el sueño hay múltiples ejercicios que no son complicado ni llevan mucho tiempo. Uno de ellos consiste en tumbarse y, con los ojos cerrados, ir recorriendo las distintas partes del cuerpo. Se empieza por los pies, concentrando la atención en ellos, tensándolos y soltándolos suavemente. Se sigue por las pantorrillas, las rodillas, los muslos, el coxis, las manos, los brazos, los hombros, el abdomen, el pecho, el cuello…

Recetas verdes: zumos que aportan equilibrio

Mireille Louet

Diurético y digestivo

¿Qué necesitas?

2 zanahorias   ½ tallo de apio
unas hojas de perejil

¿Cómo vas a prepararlo?

Pela las zanahorias o, si son de cultivo ecológico, límpialas con agua abundante y un cepillo. Córtalas a trozos. Trocea también el apio y retira las fibras más gruesas. Lava las hojas de perejil y sécalas. Coloca todos los ingredientes en tu licuadora o extractor de zumos. Ya tienes a punto un zumo relajante.

➦ Este zumo es suave, un poco diurético y también digestivo, ya que sus ingredientes estimulan ligeramente la actividad del estómago y el intestino. El resultado es un cóctel de sensaciones agradables y relajantes. Si lo prefieres, puedes tomarlo antes de cenar.

➦ Uno de los factores que a veces dificulta un buen descanso es la digestión. Es preferible tomar una cena ligera y mejor aún un buen rato antes de acostarse. Pero todo en su justa medida. Tampoco es bueno pasarse al otro extremo y no cenar o tomar una cena tan frugal que la sensación de hambre nos despierte al cabo de pocas horas.

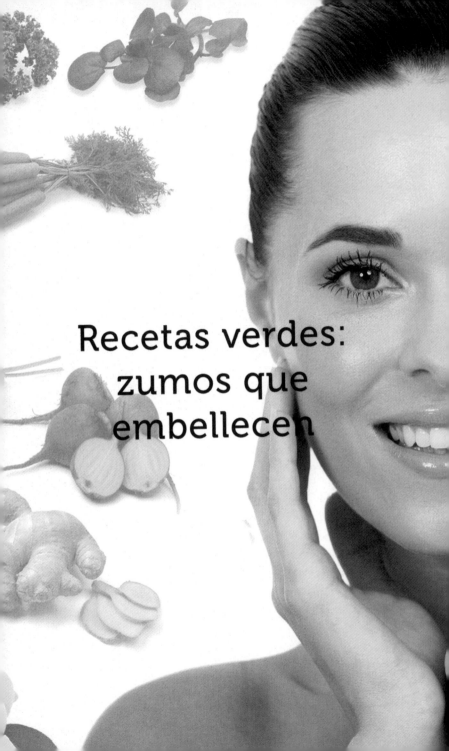

Recetas verdes:
zumos que
embellecen

¿Te parece que tu cutis tiene un aspecto apagado o con impurezas? ¿Te gustaría lograr un abdomen más plano? ¿Quieres reducir la celulitis o tener unas piernas más ligeras? ¿Buscas tener una piel más elástica e hidratada? En este apartado encontrarás un surtido de zumos que podrás combinar según tus preferencias y tus necesidades.

Toma el hábito de preparar y tomar un zumo y conviértelo en parte de tus rituales de cuidado y belleza. Si no puedes dedicar unos minutos diarios, intenta hacerlo varios días de la semana o como mínimo durante el fin de semana, cuando dispongas de más tiempo. Eso sí, hazlo con regularidad y no tardarás en ver sus beneficios.

Limpieza profunda

¿Qué necesitas?

1 naranja

½ tajada de melón

un puñado de espinacas

½ melocotón

½ manzana

unas hojas de perejil

¿Cómo vas a prepararlo?

Pela la manzana y el melocotón o simplemente lávalos si proceden de cultivo ecológico. Trocéalos dejando aparte el corazón de la manzana. Quita la cáscara y las semillas del melón y córtalo también a trozos. Parte la naranja por la mitad, si vas a exprimirla, o pélala y sepárala en gajos, si vas a añadirla con los demás ingredientes a la licuadora. Lava las espinacas y déjalas escurrir.

Pon todos los ingredientes (menos la naranja, si prefieres preparar el jugo de esta fruta con un exprimidor tradicional) en la licuadora o el extractor de zumos. Tómalo recién preparado.

➡ El melocotón es una fruta que aparta vitaminas A, B y C, y también minerales. Puedes elegir cualquiera de sus variedades, aunque el contenido de agua varía. También puedes sustituir el melocotón por una fruta de su familia cercana y muy jugosa: la nectarina.

➡ ¿Quieres compartir tu zumo y sus virtudes saludables y desintoxicantes? Dobla los ingredientes y prepara una doble ración. Si en cambio lo que quieres es preparar más cantidad para conservarlo, es mejor que te decantes por un batido, añadiendo un poco de agua o de zumo o licuado de naranja o manzana. Guarda el batido en el frigorífico, dentro de un envase cerrado, preferiblemente de cristal y protegido de la luz.

Depurándote

¿Qué necesitas?

1 aguacate

1 manzana

1 manojo de hojas de berro

1 cucharada de semillas de lino

¿Cómo vas a prepararlo?

Pela el aguacate y rocíalo con unas gotas de limón. Lava las hojas de berro y sécalas cuidadosamente con un paño de cocina. Pela la manzana o lávala simplemente si procede de cultivo ecológico, y quita la parte del corazón.

Añade el aguacate y la manzana troceados junto con las hojas de berro y un poco de agua o de hielo en la batidora. Vierte el batido en un vaso. Si te parece demasiado espeso, añádele un poco de licuado de manzana. Finalmente, añade las semillas de lino y remueve bien antes de tomarlo.

➡ El aguacate da un toque cremoso a este batido. No dejes de añadir este fruto a tu batido porque creas que su contenido en grasa te va a perjudicar. Sus ácidos grasos monoinsaturados y poliinsaturados son muy saludables. Además, es digestivo y una buena dosis de vitaminas y minerales. Eliminarás toxinas sin renunciar a la aportación de nutrientes.

➡ No tardarás en apreciar en tu piel los efectos depurativos de este zumo si lo tomas con cierta regularidad. Si quieres multiplicar sus beneficios, haz también un poco de ejercicio. Elige el que más te guste y el que se ajuste más a tus posibilidades, y acelerarás la eliminación de las toxinas de tu organismo.

Mireille Louet

Salud en tu piel

¿Qué necesitas?

1 manojo de espinacas

1 manzana

1 rodaja de piña

1 rodaja de limón

¿Cómo vas a prepararlo?

Lava las espinacas para asegurarte de que no queden restos de tierra entre las hojas o los tallos y déjalas escurrir. Quita la corteza de la piña y elimina también la parte dura del centro. Pela o lava la manzana y quita la parte del corazón. Quita la piel y las pepitas del limón.

Pasa todos los ingredientes por la licuadora o el extractor de zumos, empezando por la manzana.

➡ Las espinacas, especialmente en crudo, aportan muchos beneficios en la salud. Si nos vamos a fijar en los efectos positivos que tienen sobre la piel tenemos que hablar de los pigmentos que contienen estas hojas de color verde intenso. Protegen la piel de los efectos dañinos de la radiación solar y también tienen efectos reparadores.

➡ Este zumo te ayudará a cuidar tu piel, y también protege la salud de tus ojos y tus huesos. Además, estimula el sistema inmunológico y el sistema nervioso. ¡Merece la pena dedicar unos minutos a preparar un zumo con tantos beneficios!

Piel y cabello sanos

¿Qué necesitas?

1 manzana

¼ de pepino

½ aguacate

1 manojo de espinacas

½ tallo de apio

¿Cómo vas a prepararlo?

Pela la manzana (o simplemente lávala bien si procede de cultivo orgánico) y quita la parte del corazón. Pela también o lava el pepino y retira las semillas. Lava con agua abundante las espinacas y déjalas escurrir. Lava y corta el tallo de apio y asegúrate de que no quedan fibras gruesas. Pela el aguacate.

Trocea todos los ingredientes. Licua la manzana y el apio en la licuadora. Vierte este jugo al vaso de la batidora. Prepara un batido añadiendo el resto de los ingredientes: las espinacas, el pepino y el aguacate. Si la textura es demasiado espesa, añádele un poco de agua fresca.

- -

➡ Este zumo tiene un contenido elevado de zinc, un mineral esencial para la piel. Si aseguras un buen nivel de zinc en tu dieta, tu piel te lo agradecerá. Mantendrás la producción de grasa bajo control y además fortalecerás el cabello y las uñas.

- -

➡ Elige aguacates más bien maduros para preparar el zumo. Si la piel está verde y al tocarlo suavemente no notas que cede a la presión de tus dedos, espera unos días para comerlo. Eso sí, vigila porque en cuanto está en su punto conviene que lo uses en seguida.

- -

Recetas verdes: zumos que embellecen

Presume de piel bonita... y sana

¿Qué necesitas?

½ aguacate
¼ de pepino
4 manzanas

6 nueces del Brasil
¼ de tallo de apio

¿Cómo vas a prepararlo?

Pela las manzanas, o lávalas si son de cultivo biológico, y tro-céalas dejando aparte el corazón y las semillas. Limpia y tro-cea el apio y el pepino. Licua las manzanas el apio y el pepino con un extractor de zumo o una licuadora y reserva el jugo.

Pela y trocea el aguacate. Colócalo en el vaso de la batido-ra, añade las nueces y el jugo que habías reservado. Bátelo hasta que quede todo bien mezclado.

➡ Este zumo incluye nueces de Brasil, una buena fuente de lecitina y ácidos grasos esenciales, muy útiles para mantener una piel elástica y brillante. Ten en cuenta que el aguacate también es un gran aliado de tu piel, y que el pepino y el apio contribuirán con su capacidad para eliminar toxinas.

➡ Con estas cantidades de los ingredientes obtendrás un batido abundante. Puedes conservarlo dentro de un bote de cristal tapado y re-frigerado e ir tomándolo a lo largo del día. Es mejor si proteges el envase de la luz solar, para reducir al mínimo la oxidación.

Un extra de hidratación

¿Qué necesitas?

1/2 pepino

½ naranja

unas gotas de zumo de
limón

2 manzana

unas hojas de menta

¿Cómo vas a prepararlo?

Lava el pepino y la manzana, así aprovecharás también todas las propiedades de su piel. Exprime la naranja con un exprimidor tradicional y reserva el jugo. Prepara el jugo de pepino, manzana y menta con la licuadora o el extractor de zumo. Mezcla los dos zumos, añade las gotas de zumo de limón y tómalo cuanto antes a sorbos pequeños.

━ El pepino tiene un contenido muy elevado de agua y apenas aporta calorías. Junto con el apio, son vegetales ideales para zumos depurativos que no quieren olvidar la importancia de una buena hidratación. Tu piel te lo agradecerá.

━ La cosmética natural conoce los múltiples beneficios del pepino. Se utiliza para elaborar cremas y mascarillas o simplemente aplicándolo directamente sobre la piel por su efecto limpiador, nutritivo, hidratante y calmante.

Hidratación y frescura

¿Qué necesitas?

2 zanahorias   ½ remolacha
1 tajada de sandía

¿Cómo vas a prepararlo?

Pela o lava las zanahorias y córtalas a trozos. Pela también y corta la remolacha. Quita la piel de la sandía y retira las pepitas. Introduce todos estos ingredientes en la licuadora o el extractor y disfruta de tu zumo.

➡ En contra de lo que podría llevarnos a pensar su altísimo contenido de agua, la sandía es una fruta con una larga lista de vitaminas y minerales, que le dan propiedades muy beneficiosas para la salud. Esta fruta superhidratante ayuda a mantener una piel y un cabello sanos y con un aspecto excelente, además de conservar el bronceado.

➡ La sandía es una fruta típicamente veraniega, que asociamos a una sensación de frescor. Toma este zumo en ayunas o también después de haber hecho ejercicio físico para ayudarte a recuperarte con más rapidez.

Bronceado saludable

¿Qué necesitas?

2 zanahorias   1 melocotón

1 naranja

¿Cómo vas a prepararlo?

Si las zanahorias no han sido tratadas con productos químicos, límpialas bien con agua con la ayuda de un cepillo. Si no
es así, pélalas. Haz lo mismo con el melocotón. Pela la naranja. Trocea todos los ingredientes y pásalos por la licuadora o
el extractor de zumos.

➡ El melocotón y, sobre todo, la zanahoria contienen betacarotenos,
que no solo te ayudarán a conseguir y mantener un buen bronceado
sino que protegen contra el envejecimiento de la piel. De hecho, las
virtudes de la zanahoria no son desconocidas para la cosmética, que
la ha utilizado tradicionalmente para elaborar cremas, leches y aceites
de belleza.

➡ Añade un tomate al zumo y aumentarás su contenido de betacarotenos protectores de la piel. Eso sí, no olvides las recomendaciones
para tomar el sol: evita las horas de mayor intensidad solar, utiliza un
fotoprotector adecuado, protege tu piel incluso en los días nublados y
no olvides hidratarte bien.

Mireille Louet

Un regalo para tu piel

¿Qué necesitas?

½ mango   leche de avena

semillas de chía

¿Cómo vas a prepararlo?

Pela el mango y trocea la pulpa. Colócala en el vaso de la batidora y añade un poco más de medio vaso de leche de avena. Añade después las semillas de chía y remueve hasta que quede todo bien integrado.

➡ Las semillas de chía aportan una textura y un sabor agradables a tus batidos y una dosis notable de fibra y de antioxidantes, proteínas y ácidos grasos. También tienen un gran contenido de calcio y magnesio, cobre, zinc y otros minerales y vitaminas. Añadirlas a tus batidos es una buena manera de incorporar sus beneficios a tu dieta.

➡ Este zumo de sabor dulce y textura cremoso no es bajo en calorías. Pero merece que le des una oportunidad si no estás siguiendo una dieta estricta ni tienes problemas de peso. Si sueles tomar leche de avena, ya habrás comprobado sus beneficios. Si lo prefieres, puedes sustituirla por otra bebida vegetal: de arroz, de almendras…

Una ayuda si estás a dieta

¿Qué necesitas?

1 zanahoria

1 manzana

½ tallo de apio

una cucharadita de chlorella

¿Cómo vas a prepararlo?

Limpia el tallo de apio y retira la parte más fibrosa. Lava bien la zanahoria y la manzana (o pélalas si no proceden de cultivos biológicos) y quita el corazón de la manzana. Pasa todos los ingredientes por la licuadora o el extractor de zumos. Vierte el zumo que has obtenido en un vaso y añádele la cucharadita de polvo de alga chlorella. Cuando esté todo bien integrado, ya puedes disfrutar de tu zumo.

➡ La chlorella es un alga que, a pesar de sus dimensiones diminutas, es un alimento muy completo. Además, tiene un porcentaje de clorofila altísimo. Si nunca has tomado chlorella, empieza por añadir una pequeña cantidad a tus zumos o batidos. Así podrás comprobar cómo te sienta.

➡ La manzana y la zanahoria dan dulzor a esta combinación. Si prefieres un zumo con un sabor más intenso de apio, puedes variar las proporciones de los ingredientes. Este zumo ayuda a depurar pero a la vez es saciante, por lo que resulta muy útil para seguir una dieta de adelgazamiento.

Adiós, grasas

¿Qué necesitas?

3 zanahorias
½ limón

2 hojas de kale
1 trocito de raíz de jengibre

¿Cómo vas a prepararlo?

Lava las hojas de kale y ponlas a escurrir. Corta y pela el trocito de jengibre fresco. Pela las zanahorias o lávalas bien si proceden de cultivos sin pesticidas. Pela el limón. Pasa todos los ingredientes por la licuadora o el extractor de zumos y disfruta de todos sus beneficios.

➡ Este zumo combina varios beneficios para tu salud: además de aportarte antioxidantes, vitaminas y minerales, es rico en fibra y activa el metabolismo. Gracias a cantidad de zanahoria que contiene, es depurativo y diurético pero también digestivo y remineralizante. Porque depurar el organismo no significa descuidar tu salud.

➡ Si tienes los ingredientes en la nevera, obtendrás un zumo refrescante, ideal para los días de más calor. También puedes añadirle un poco de hielo picado.

Elimina toxinas

¿Qué necesitas?

1 pepino

1 puñado de espinacas

un trocito de jengibre

1 rodaja de piña

1 tallo de apio

¿Cómo vas a prepararlo?

Pela el pepino y quita las semillas. Quita la corteza de la piña así como la parte más dura del centro. Lava las espinacas y sécalas suavemente con un paño de cocina. Lava el apio y retira las fibras más duras. Pela un trozo pequeño de raíz de jengibre.

Trocea todos los ingredientes y pásalos por la licuadora o el extractor de zumos.

➡ Aunque actualmente no es difícil encontrar el jengibre fresco en fruterías y tiendas de alimentación, también se puede comprar en polvo. Al incorporar esta raíz a los zumos, ten en cuenta que su sabor es intenso y que da un toque picante. Ve probando hasta dar con el punto justo para ti.

➡ El efecto de estos zumos es más intenso si se toman por la mañana, en ayunas. Compleméntalo con unos frutos secos y tendrás un desayuno más que saludable que te ayudará a compensar el exceso de toxinas que suele aportarnos la dieta.

Recetas verdes: zumos que embellecen

Mireille Louet

Vientre liso

¿Qué necesitas?

1 puñado de espinacas

½ pepino

½ manzana

1 limón

1 kiwi

1 cucharada de semillas de lino

¿Cómo vas a prepararlo?

Lava las espinacas abundantemente para que no quede arenilla entre los tallos, y déjalas escurrir. Pela y trocea el limón, y quita las semillas. Pela el pepino y retira también las semillas. Pela el kiwi. Lava la manzana y quita la parte del corazón. Pasa todos estos ingredientes por la licuadora o el extractor de zumos después de trocearlos al tamaño adecuado.

Tritura las semillas de lino con un molinillo de café. Antes de tomar el zumo, añádele la cucharada de semillas.

➡ Las pequeñas semillas de lino también se conocen con el nombre de linaza. Tienen grandes propiedades saludables. Ricas en omega 3 y en fibra, tienen un efecto laxante pero a la vez son saciantes. Además, también notarás el consumo de linaza en tu cabello y tu piel.

➡ Si deseas perder peso o tienes problemas de estreñimiento, en vez de moler será mejor que las tomes enteras. Ponlas a remojo unas horas antes. Puedes dejarlas en remojo en un vaso de agua antes de acostarte y añadirlas por la mañana siguiente a tu zumo para desayunar.

Verde antiarrugas

¿Qué necesitas?

1 puñado de espinacas   1 manzana

1 rodaja de melón   ½ pepino

½ aguacate   ½ limón

¿Cómo vas a prepararlo?

Corta el limón por la mitad y prepara un zumo con una exprimidora convencional. Resérvalo.

Lava bien las espinacas y déjalas escurrir o sécalas con un paño de cocina. Pela la manzana (o simplemente lávala si es de cultivo ecológico) y quita también la parte del corazón. Quita la piel y las semillas del melón. Pela el pepino y quita las semillas. Pela el aguacate.

Trocea todos estos ingredientes y pásalos por el extractor de zumos o la licuadora. Añade después el zumo de limón exprimido. Mézclalo bien antes de tomarlo.

➡ Elige el melón preferiblemente de temporada y de la variedad que se ajuste más a tu gusto. Los melones más pequeños (de tipo Galia o Cantaloup) suelen ser más dulzones. Si eliges un melón de pulpa anaranjada, añadirás más betacarotenos a tu zumo. En cualquier caso, podrás sacar partido de sus propiedades como energizante y depurativo.

➡ Tomar zumos con un alto contenido de antioxidantes es una forma ideal de cuidar la piel desde dentro. La combinación de ingredientes de este zumo asegura una aportación generosa de agentes antienvejecimiento y reparadores de la piel.

Mireille Louet

Con buena vista

¿Qué necesitas?

2 naranjas

4 hojas de kale

1 pepino

1 trozo pequeño de raíz de jengibre

¿Cómo vas a prepararlo?

Corta las naranjas por la mitad si vas a preparar su juego con un exprimidor tradicional o pélalas y sepáralas a galos si vas a añadirlas también a la licuadora. Pela el pepino y quita la parte de las semillas. Lava las hojas de kale y déjalas escurrir bien. Corta y pela un trozo pequeño de raíz de jengibre fresco.

Pasa todos los ingredientes por la licuadora o el extractor de zumos. Mezcla el jugo resultante con el zumo de naranja, si lo has preparado aparte. Remueve bien... y disfruta de tu zumo.

➡ El kale, o col rizada, es un tipo de col ideal para preparar zumos verdes. Tiene muy pocas calorías, mucha fibra y una cantidad igualmente destacada de nutrientes. Gracias a la vitamina A que contiene es muy recomendable para prevenir o mitigar problemas de visión.

➡ Las hojas de col y el pepino (sobre todo si lo usamos con piel) dan a este zumo un color verde muy intenso. A las personas poco acostumbradas a los zumos con vegetales quizá les costará tomar este tipo de zumos. Sin embargo, el contrapunto de la naranja hará que su sabor no resulte tan desconocido. Al principio puedes reducir la cantidad de col para ir aumentándola a medida que tu paladar (y tu vista) se acostumbre.

Prepara la piel para el sol

¿Qué necesitas?

1 zanahoria

¼ de papaya

1 brote de brócoli

1 tomate

1 puñado de hojas de espinacas

¿Cómo vas a prepararlo?

Lava las espinacas y el brócoli con agua abundante y déjalos escurrir antes de preparar el zumo. Mientras tanto, pela la papaya y quita todas las semillas. Pela las zanahorias (o lávalas si proceden de cultivo ecológico y quieres aprovechar todas sus propiedades). Lava y corta el tomate.

Trocea todos los ingredientes al tamaño adecuado para tu licuadora o tu extractor de zumos. Prepara el zumo y disfrútalo.

➡ Los antioxidantes y los betacarotenos de los ingredientes de este zumo no solamente potencian el bronceado, sino que también protegerán tu piel de los efectos perjudiciales de los rayos del sol.

➡ Si eres de las personas reacias a tomar zumos con vegetales licuados, empieza por otra versión de este zumo: albaricoque, naranja, mango y papaya. Añádele los vegetales de uno en uno (zanahorias, tomate, espinacas o brócoli) y ve ajustando los ingredientes y las proporciones a lo que tu paladar encuentre más agradable.

Recetas verdes: zumos que embellecen

Mireille Louet

Adelgaza con buena salud

¿Qué necesitas?

un manojo de espinacas   2 rodajas de piña
2 naranjas

¿Cómo vas a prepararlo?

Corta las naranjas por la mitad y exprímelas en un exprimidor convencional (si lo prefieres, puedes pelarlas y trocearlas y añadirlas con los demás ingredientes a la licuadora). Quita la corteza y la parte dura del centro de la piña. Lava las espinacas con agua abundante y déjalas escurrir. Licua la piña y las espinacas y mezcla el jugo que obtienes con el zumo exprimido de las naranjas.

➠ La piña es una fruta tropical muy adecuada para desintoxicar el organismo sin dejar de cuidarse. Aporta muchas vitaminas y minerales, y además estimula la digestión.

➠ Si quieres aumentar el efecto depurativo de este zumo y dar un empujón a tu dieta adelgazante, tómalo por la mañana y por la noche. Y no olvides que un buen régimen para adelgazar debe incluir todos los nutrientes esenciales.

Nutre tu piel y tu cabello

¿Qué necesitas?

1 pepino
1 ajo

1 tallo de apio
1 puñado de brotes de alfalfa

¿Cómo vas a prepararlo?

Pela el pepino o lávalo bien si es de cultivo ecológico. Lava el tallo de apio y retira las fibras más gruesas. Pela el ajo. Lava los brotes de alfalfa y déjalos escurrir o sécalos suavemente con un paño de cocina. Pasa todos los ingredientes por la licuadora o el extractor de zumos.

➥ La alfalfa tiene muchas aplicaciones gracias a la gran cantidad de nutrientes, vitaminas y minerales que contiene. Las propiedades medicinales del ajo sin duda son más conocidas, aunque hay que tener en cuenta que para aprovecharlas al máximo conviene tomarlo crudo.

➥ Si te gustan los zumos "con tropezones", en vez de licuar los brotes de alfalfa puedes añadirlos al zumo preparado. Si prefieres los zumos más verdes, añádele unas hojas de lechuga.

Recetas verdes: zumos que embellecen

Piel suave, suave

¿Qué necesitas?

2 limones	1 rodaja de piña
½ vaso de jugo de aloe	1 cucharadita de miel

¿Cómo vas a prepararlo?

Corta los dos limones por la mitad y exprímelos con un exprimidor tradicional. Quita la corteza de la piña y la parte central y lícuala. Mezcla el zumo de limón con el licuado de piña, el juego de aloe y la cucharada de miel (ajusta la cantidad a tu gusto). Mézclalo todo bien antes de tomarlo.

➡ Seguramente conocerás las propiedades calmantes del aloe vera en caso de quemaduras y en general como bálsamo corporal. Sin embargo, también contribuye a mejorar la salud de tu organismo desde dentro, gracias a su contenido en aminoácidos, vitaminas y minerales.

➡ ¿Tienes en casa una planta de aloe? ¡Genial! Así puedes preparar un zumo de total confianza. Corta una hoja carnosa de tu planta, quita las espinas y la corteza (retira también la parte amarillenta de su interior, ya que es irritante y amarga). Pasa el gel del interior de la hoja carnosa por la licuadora.

Rejuvenece tu piel

¿Qué necesitas?

3 zanahorias   ½ pimiento rojo
½ tallo de apio   ¼ de remolacha
½ tomate   1 puñado de espinacas

¿Cómo vas a prepararlo?

Lava bien las zanahorias, el pimiento, el apio, el tomate y las espinacas. Seca o deja escurrir estos ingredientes mientras pelas la remolacha. Pasa todos los ingredientes por la licuadora y remuévelo bien para que la mezcla sea homogénea.

- -

➡ Los ingredientes de este zumo te pueden hacer pensar que te estás preparando una ensalada muy completa. También puedes tomarlo en forma de batido. En ese caso, quita bien todas las semillas del pimiento y del tomate, o pasa el batido por un colador para que tenga una mejor textura. Añádele también un poco de agua fresca.

- -

➡ Este cóctel de vegetales tiene un contenido bajo de azúcares. Combinando las propiedades beneficiosas de todos sus ingredientes, potenciarás la salud de los tejidos y los huesos.

- -

Recetas verdes: zumos que embellecen

Ilumina tu piel

¿Qué necesitas?

1 ½ pepino
unas hojas de espinacas
pimienta

2 tallos de apio
unas ramas de perejil

¿Cómo vas a prepararlo?

Lava bien el pepino para eliminar todos los residuos que puede tener su piel, ábrelo quita todas las semillas. Lava los tallos de apio y quita las fibras más gruesas. Lava las hojas de espinacas y el perejil y déjalos escurrir.

Pasa todos estos ingredientes por la licuadora. Vierte el zumo que has obtenido en un vaso y añádele un poco de pimienta.

➡ El perejil se ha utilizado tradicionalmente para sazonar o aderezar pescados, carnes y verduras. Tomarlo en zumo es una buena forma de sacar más partido a sus propiedades.

➡ Puedes tomar este zumo íntegramente vegetal y muy hidratante como aperitivo. Al no contener fruta, apenas tiene azúcares y el toque de pimienta. ¿Quieres mejorar la presentación? Decora el vaso con una rodaja de limón y acompáñalo con unas tiras de zanahoria, apio y pepino como crudités.

Una piel saludable

¿Qué necesitas?

1 pomelo	4 zanahorias
1 puñado de espinacas	1 trozo de jengibre

¿Cómo vas a prepararlo?

Corta el pomelo por la mitad y prepara el zumo con un exprimidor convencional.

Lava bien las zanahorias (o pélalas si no son de cultivo ecológico) y córtalas a trozos. Lava las espinacas con agua abundante para eliminar toda la tierra que puedan contener y déjalas escurrir. Corta y pela el trocito de raíz de jengibre fresco.

Licua las zanahorias, las espinacas y el jengibre con el extractor de zumos o la licuadora. Vierte el zumo que has obtenido en un vaso y añade el zumo del pomelo que habías preparado antes. Remuévelo bien y prepárate para saborearlo.

➡ La presencia de vitamina y C de hierro en los ingredientes de este zumo ayudarán a que tu piel luzca más saludable, con más elasticidad y mejor color. Aunque esos solo son algunos de los beneficios que te van a aportar.

➡ Las zanahorias contrarrestan la acidez del pomelo, y el jengibre le aporta su toque aromático y ligeramente picante. Si a pesar de todo te parece un zumo demasiado ácido, rebaja la cantidad de pomelo y sustitúyelo por manzana. Más dulce e igualmente saludable para tu piel.

Combate la celulitis

¿Qué necesitas?

1 naranja	1 melocotón
6 fresones	1 pepino
1 rodaja de piña	

¿Cómo vas a prepararlo?

Pela la naranja y sepárala en gajos. Lava bien el melocotón, los fresones y el pepino. Quita el hueso del melocotón, las hojas de los fresones y las semillas del pepino. Quita la corteza y la parte central de la piña. Pasa todos estos ingredientes por la licuadora o el extractor de zumos.

➡ Todos los ingredientes de este zumo combaten la acumulación de toxinas y la retención de líquidos, que son los factores desencadenantes de la celulitis. Así que tomando este zumo la estarás atacando en su origen.

➡ En general, la mayoría de zumos depuradores y drenantes te serán útiles para mantener la celulitis bajo control. No dejes de ayudar a la acción de los zumos con un poco de ejercicio; muévete siempre que puedas, sube y baja escaleras y pasea a buen ritmo.

Recetas verdes: zumos que embellecen

Cóctel antiretención de líquidos

¿Qué necesitas?

10 granos de uva

1 limón

½ melocotón

una cucharadita de miel

¿Cómo vas a prepararlo?

Pela las uvas y quítales las pepitas. Pela el melocotón y el limón. Pasa todos los ingredientes por la licuadora. Añade una cucharadita de miel (a tu gusto, pero mejor en poca cantidad) y disfruta de sus beneficios.

➡ Al añadir té verde a las frutas de este zumo estarás incorporando los numerosos beneficios de esta infusión, que suele tomarse para ayudar a perder peso. Es una infusión suave, que estimula el metabolismo y evita la retención de líquidos.

➡ ¿Quieres tomar este zumo y no es tiempo de uva? Sustituir la uva por melón puede ser una buena opción, dulce, sabrosa y saludable.

Mireille Louet

Planta cara al acné

¿Qué necesitas?

1 puñado de berros   ½ zanahoria
¼ de aguacate   1 pera
½ pomelo

¿Cómo vas a prepararlo?

Lava los berros y déjalos escurrir. Lava bien la zanahoria y la pera (si no son de cultivo ecológico, es preferible pelarlas). Pela el aguacate y el pomelo. Pasa todos los ingredientes troceados por la licuadora o el extractor de zumo.

➥ El berro suele tomarse en ensalada, pero ¿por qué no sacarle partido también en zumos y batidos verdes? Da un toque fresco y picante que te ayudará a variar los sabores de tus zumos. Es un poderoso antioxidante, ideal para proteger tu piel.

➥ Toma este zumo si quieres eliminar impurezas de la piel y evitar o suavizar el acné. Te ayudará a regular la producción de las glándulas sebáceas, a eliminar toxinas y a regenerar los tejidos.

Cuida tu piel

¿Qué necesitas?

1/2 manzana
1 zanahoria
1 tallo de apio

2 rodajas de piña
½ pepino

¿Cómo vas a prepararlo?

Lava la manzana, la zanahoria y el pepino si vas a consumirlos con piel. Quita el corazón de la manzana y las semillas del pepino. Pela la piña y retira la parte más dura del centro. Lava el tallo de apio y comprueba que no quedan fibras demasiado gruesas.

Licua todos los ingredientes y bebe el zumo lentamente.

➡ Los ingredientes de este zumo ayudan a eliminar las toxinas y a la vez aportan vitaminas, minerales y nutrientes a tu organismo. Tu piel agradecerá especialmente la dosis de betacaroteno y vitamina C.

➡ Este zumo te refrescará en los días de más calor, a la vez que hidrata y nutre tu piel desde tu interior. Puedes añadirle unas hojas de menta y un poco de hielo picado para darle un toque de mayor frescor.

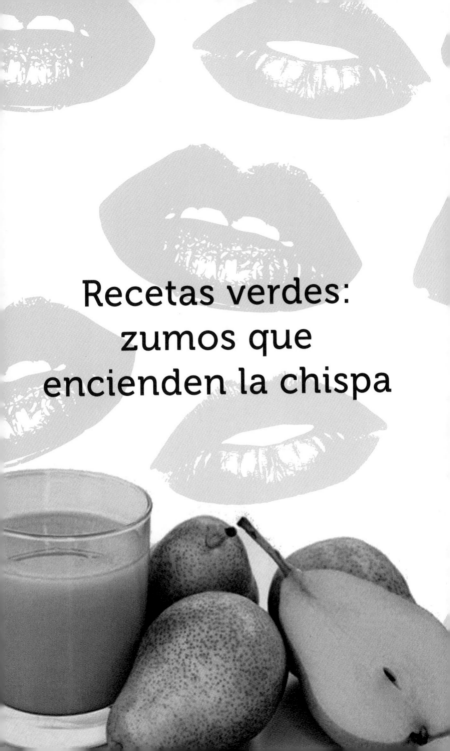

Recetas verdes: zumos que encienden la chispa

¿Te apetece preparar un zumo para dar un toque especial a una velada íntima? ¿Buscas una manera sencilla y saludable de dar un empujoncito a la libido? ¿Crees que los zumos verdes merecen una oportunidad de demostrar sus beneficios en todos los aspectos de tu vida, incluyendo, por supuesto, las relaciones íntimas?

Prepara un ambiente adecuado, disfruta de un zumo con un plus afrodisíaco, despierta tu sensualidad y déjate llevar por la pasión. En este apartado encontrarás unas cuantas propuestas variadas, todas saludables y también estimulantes y energizantes.

Energía excitante

¿Qué necesitas?

1 manzana

5 fresones

1 ciruela

una pizca de canela

¿Cómo lo vas a preparar?

Lava bien todas las frutas. Retira el corazón de la manzana, el hueso de la ciruela y las hojas de los fresones. Pásalo todo por la licuadora o el extractor de zumo. Puedes pasar el zumo por un colador para que la textura quede más fina. También puedes añadir un poco de naranja exprimida.

➡ Este zumo combina distintos ingredientes que forman un cóctel vitamínico y mineralizante. Sus propiedades energéticas y revitalizadoras estimulan todo tu organismo. La canela juega también su papel como estimulante del riego sanguíneo.

➡ Anímate a preparar una variedad de este zumo añadiéndole trocitos de fruta. Corta trozos pequeños de frutas refrescantes (sandía, melón, melocotón) y añádelos a tu vaso de zumo. Puedes ir variando tanto los trocitos de fruta como algunos de los ingredientes del licuado según la temporada: mandarina, cerezas, nectarina…

Agradable placer

¿Qué necesitas?

2 tomates

½ tallo de apio

¼ de remolacha

una pizca de sal

½ zanahoria

½ lima

una pizca de pimienta

¿Cómo vas a prepararlo?

Lava la zanahoria, los tomates, el tallo de apio y el trozo de remolacha. Pasa todos los ingredientes por la licuadora. Añade el zumo de la lima exprimida con un exprimidor tradicional. Mezcla todos los ingredientes y añade una pizca de sal y de pimienta. Decora el zumo con una rodaja de piña.

Si te gusta el zumo más líquido, puedes añadirle un poco más de zumo de lima o de limón, o incluso un poco de agua fresca.

➡ Las vitaminas A, B y C, junto con el hierro, el calcio y el magnesio de este zumo tienen un doble efecto sobre el organismo. Por una parte, le aportan una dosis extra de energía, mientras que por otra favorecen una agradable sensación de bienestar. Una combinación ideal para despertar la libido.

➡ En este tipo de zumos, la presentación es muy importante. No se trata de tomar una especie de brebaje mágico sino de disfrutar en buena compañía de un momento especial. Añade a tu zumo un poco de hielo picado, sírvelo en una copa helada, acompáñalo con pequeñas frutas para picar... Tu imaginación y tu gusto te ayudarán a elegir el mejor escenario.

Dulce pasión

¿Qué necesitas?

1 naranja

1 zanahoria

1 tajada de melón

1 cucharada de miel

¿Cómo vas a prepararlo?

Prepara el zumo de la naranja con un exprimidor convencional y cuélalo para que quede bien fino. Añádele la miel y resérvalo.

Pela la zanahoria, quita la cáscara y las semillas del melón y licua estos dos ingredientes. Vierte en un vaso este licuado y agrégale el zumo de naranja con la miel. Remuévelo todo bien y añade un poco de hielo picado.

➡ La miel es un endulzante natural que posee muchas propiedades para la salud. Pero en este zumo se aprovecha especialmente su acción sobre la hormona que activa el deseo sexual.

➡ Decora el zumo colocando en el borde del vaso unas rodajas finas de varias frutas: ciruela, manzana, fresón… Elige las frutas de temporada que más te gusten. Porque de lo que se trata es de abrir la puerta a las sensaciones más placenteras.

Placer intenso

¿Qué necesitas?

1 trozo de remolacha
½ pepino
una pizca de azafrán en polvo

3 zanahorias
unas hojas de espinacas

¿Cómo vas a prepararlo?

Lava bien las espinacas y déjalas escurrir. Pela la remolacha, las zanahorias y el pepino. Quita las semillas del pepino.

Trocea todos los ingredientes y pásalos por la licuadora o el extractor de zumo. Remueve bien y añade la pizca de azafrán. No remuevas, para aprovechar el toque de color del azafrán.

➡ Este cóctel verde tienen propiedades estimulantes, euforizantes y revitalizantes. Cada uno de sus ingredientes pone su granito de arena para estimular el apetito sexual y fomentar la sensación de euforia.

➡ Si quieres añadir un toque tropical a este zumo, añádele un poco de leche de coco. Será más suave y a la vista no tendrá el color tan intenso que le dan los pigmentos de la remolacha, las zanahorias y las espinacas.

Recetas verdes: zumos que encienden la chispa

Mireille Louet

Aromas seductores

¿Qué necesitas?

1 racimo de uva
1 tajada de melón
jengibre fresco rallado
canela

1 limón
½ mango
cardamomo en polvo

¿Cómo vas a prepararlo?

Corta el limón y exprímelo con una exprimidora convencional. Cuélalo y resérvalo.

Pela el mango y trocéalo. Quita la cáscara y las semillas del melón y córtalo también. Lava la uva y quítale las pepitas. Pasa por la licuadora estas tres frutas.

Vierte en una copa bonita el zumo de limón, añádele el licuado de frutas y remueve bien. Agrégale un poco de jengibre fresco recién rallado, una pizca de canela y una pizca de cardamomo.

➡ Las especias tienen un papel esencial en este zumo excitante. Por una parte, el jengibre activa la circulación sanguínea y ayuda a despertar la pasión. Por otra, el cardamomo es conocido desde hace siglos por sus propiedades afrodisíacas. Finalmente, la canela también estimula la excitación.

➡ Este zumo multiplica sus efectos vigorizantes y estimulantes si aumentas la variedad de las frutas que añades troceadas: cerezas sin hueso, pera, uvas peladas y sin pepitas, fresas… O también puedes reservar una parte de los ingredientes y añadirle bolitas de melón, mango y melocotón.

Rojo pasión

¿Qué necesitas?

3 tomates

1 tallo de apio

2 zanahorias

una pizca de sal de apio

¿Cómo vas a prepararlo?

Lava los tomates y quita las semillas. Pela las zanahorias. Lava el tallo de apio y retira las fibras más gruesas. Pasa todos los ingredientes por la licuadora y cuélalos para que quede un zumo bien fino. Añádele una pizca de sal de apio.

➥ Este zumo utiliza unos ingredientes que suelen estar presentes en todas las cocinas, pero no por ello vamos a dejar escapar su papel como estimulantes y excitantes del deseo sexual.

➥ Acompaña este zumo con unas ramitas tiernas de apio y unas tiras de zanahoria para mordisquear entre sorbito y sorbito. No olvides que la presentación y el ambiente son también extraordinarios estimulantes.

Bibliografía

Algunos libros que recopilan zumos y batidos y argumentan
sus beneficios

Antist, Claudia, *Superzumos*, Océano Ambar.
Argenta, Catherine, *1001 zumos y batidos*, Robinbook.
Boutenko, Victoria, *Smoothie. La revolución verde*, Gaia.
Cherie, Calbom, *El gran libro de jugos y batidos verdes*,
Casa Creación.
Crocker, Pat, *La biblia de los zumos para la salud*, Gaia.
Herp, Blanca, *Cómo curan los zumos verdes*, RBA.
Miles, Kristine, *La biblia de los licuados verdes*, Grijalbo
Owen, Sara, *100 zumos para cuidar tu salud: 100 recetas
naturales para estimular tu cuerpo y tu mente*, Grijalbo.
Piriz, Leire, *Zumos para las cuatro estaciones,* Planeta.
Rosen, Kara L.M., *Zumos para la salud*, Lunwerg.
Vidales, Conchita, *Verde que te quiero verde: zumos super
nutritivos para perder peso y sentirse lleno de energía*, Timún
Mas.
Zaplana, Carla, *Zumos verdes,* Grijalbo.
VV.AA., *¡Zumos!*, Blume.
VV.AA., *Vitaminas y complementos que alargan la vida*, Salsa
Books.

Páginas web y blogs sobre zumos verdes y nutrición
www.batidosverdesyzumos.com, de Marta y Roberto
http://comelimpio.carlazaplana.com, de Carla Zaplana
www.begreenchica.com, de Eva Bargues
www.lalakitchen.com, de Elka

En la misma colección

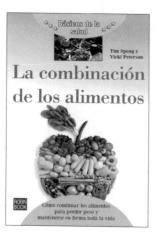

La combinación de los alimentos
Tim Spong y Vicki Peterson

Los efectos de la dieta sobre nuestra salud son, desde hace algún tiempo, objeto de importantes investigaciones científicas. Las recomendaciones actuales son reducir las grasas de origen animal y aumentar el consumo de frutas y hortalizas frescas en nuestra alimentación. A ello, los autores de este libro, añaden los beneficios adicionales de una dieta basada en la correcta combinación de los alimentos. Las bases de esta dieta son no consumir proteínas y féculas en una misma comida, tomar más alimentos alcalinos que ácidos e ingerir la fruta sola o con otros alimentos compatibles. Este es un libro que te proporcionará las bases principales para lograr una dieta equilibrada.

Esenciales

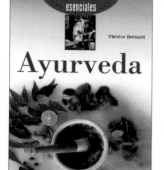

Los puntos que curan - *Susan Wei*
Los chakras - *Helen Moore*
Grafología - *Helena Galiana*
El yoga curativo - *Iris White y Roger Colson*
Mandalas - *Peter Redlock*
Kundalini yoga - *Ranjiv Nell*
Curación con la energía - *Nicole Looper*
Reflexología - *Kay Birdwhistle*
El poder curativo de los colores - *Alan Sloan*
Tantra - *Fei Wang*
Tai Chi - *Zhang Yutang*
PNL - *Clara Redford*
Ho' oponopono - *Inhoa Makani*
Feng Shui - *Angelina Shepard*
Flores de Bach - *Geraldine Morrison*
Pilates - *Sarah Woodward*
Masaje - *Corinne Regnault*
Relajación - *Lucile Favre*
Aromaterapia - *Cloé Béringer*